MANHUA GAOXUEYA

漫话
高血压

蒋绍博 主编

山东科学技术出版社
·济南·

图书在版编目（CIP）数据

漫话高血压 / 蒋绍博主编 . -- 济南 : 山东科学技术出版社 , 2023.3（2023.7 重印）
ISBN 978-7-5723-1436-0

Ⅰ . ①漫… Ⅱ . ①蒋… Ⅲ . ①高血压－防治 Ⅳ . ① R544.1

中国版本图书馆 CIP 数据核字 (2022) 第 217212 号

漫话高血压

MANHUA GAOXUEYA

责任编辑：吴英华
装帧设计：李晨溪
插图指导：蒋逸萱

主管单位：山东出版传媒股份有限公司
出 版 者：山东科学技术出版社
地址：济南市市中区舜耕路 517 号
邮编：250003 电话：（0531）82098088
网址：www.lkj.com.cn
电子邮件：sdkj@sdcbcm.com
发 行 者：山东科学技术出版社
地址：济南市市中区舜耕路 517 号
邮编：250003 电话：（0531）82098067
印 刷 者：山东彩峰印刷股份有限公司
地址：潍坊市潍城区玉清西街 7887 号
邮编：261031 电话：（0536）8216157

规格：32 开（143 mm × 210 mm）
印张：7 **字数：**145 千 **印数：**3001~5000
版次：2023 年 3 月第 1 版 **印次：**2023 年 7 月第 2 次印刷
定价：48.00 元

编委会

高血压是严重威胁我国人民健康的重大疾病，近年来，高血压的发病率也在逐步上升。最新的流行病学调查显示，在中国，大约每四个人中就有一个患有高血压，中青年甚至儿童的高血压发生率也越来越高。但目前，人民群众对高血压的知晓率、治疗率和控制率都比较低。因此，提高全民对高血压的认识，对于实现早发现、早干预、早治疗，降低高血压的并发症，特别是心肌梗死、脑梗死、脑出血、肾功能衰竭等严重并发症的发生率，从而提高患者的生活质量，减少疾病带来的痛苦和死亡，降低由此产生的高额医疗费用以及社会和家庭负担，都具有十分重要的意义。

本书的作者蒋绍博教授与我认识已久，蒋绍博教授在长期临床工作中，逐渐将研究重点转向高血压病因筛查及微创外科治疗，并在肾上腺源性高血压等相关领域取得了开拓性的成就。他在国内最早提出了“高血压外科”这一新概念，旨在强调高血压的病因筛查及针对病因的微创治疗。同时，为了推广高血压研究领域多学科融合，蒋绍博教授在山东省医学会领导下，成立了国内第一个省级继发性高血压多学科联合委员会，促进了高血压领域多学科的交叉融合，以及高血压病因筛查的普及，为山东省的高血压研究普及事业作出了突出贡献。在与蒋绍博教授长期交流中，我深切感受到他对防治高血压事业的热爱，对科学普及高血压相关知识的迫切愿望，以及对患者充满关爱的医者仁心。在繁重的临床及科研教学工作之余，蒋绍博教授始终对科学普及高血压知识抱有满腔热忱，不遗余力地通过各个途径做着科普工作，以期更多的老百姓能对高血压相关知识有更科学专业的理解与认识，助力提高全民健康素养。今天，他多年的心血终于汇集成册。

本书用图文并茂的形式讲解高血压的预防和治疗，尤其提出了“得了高血压应首要进行病因筛查，有种高血压疾病是可以通过手术治愈的”。同时，让大众知晓高血压防与治的误区，进而让大众了解高血压也是一种急症，若日常控制不好，它的并发症可危及人的生命。本书对高血压的病因、预防、诊断和治疗等方面的内容都进行了较为详细的讲解。相信这本科普读物能给广大读者带来实用的高血压知识，能够帮助更多的朋友提高控制高血压的健康意识。同时，也借此机会，殷切期盼更多的医学科技工作者，能够按照习近平总书记的要求，坚持把科学普及放在与科技创新同等重要的位置，在大力推动科技创新的同时，积极主动做好科学普及工作，为健康山东、健康中国作出新的更大贡献。

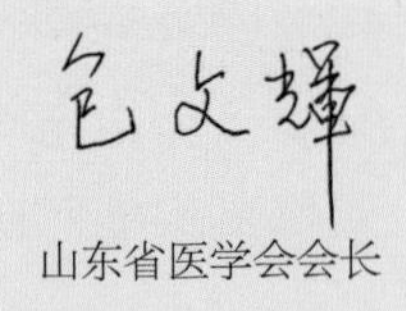

山东省医学会会长

人们往往“谈癌色变”，事实上，癌症位居中国居民死亡原因的第二位，而心脑血管疾病才是我国城乡居民死亡的首要原因，并且占到 50% 左右。心脑血管疾病由于发病隐匿，致死致残率高，被称为危害居民健康的“隐形杀手”。引发心脑血管病的最重要原因就是高血压。随着社会经济的发展，人民群众的健康意识在不断增强，但是很多人对高血压的认知停留在不难受就不吃药的层面，高血压整体的知晓率和控制率仍然很差。因此，提高全民重视和控制高血压的健康意识，具有十分重要的意义。

本书的作者蒋绍博教授是医学博士，也是人文医学博士后。作为外科医生，他兼具人文情怀，时常从哲学的角度审视自己的专业工作，二十多年前为一例肾癌患者切除同侧病变肾上腺的同时，意外治好了患者多年的高血压。他敏锐地意识到，肾上腺作为泌尿外科的小分支，既往由于诊断治疗的困难性，这一继发性高血压的重要原因被严重地低估和忽视了。此后，他便把肾上腺疾病与高血压的相关研究作为工作的侧重方向。2013年，蒋绍博教授原创性地提出“高血压外科”这一新概念。高血压外科核心诊疗思想在于筛查高血压高危患者的病因，并期通过外科手术干预，达到高血压的治愈或有效控制。近年来，蒋绍博教授不断致力于继发性高血压知识的宣传、普及，高血压疾病的筛查、诊断及治疗工作，在以肾上腺源性高血压为特色的高血压外科诊治工作中取得了显著成绩。经过多年努力，这一交叉学科逐渐发展壮大并得到国内同行认可，同时，推动了国内多家著名医疗中心高血压外科专业的发展。

高血压严重危害人民群众的身体健康，需要长期服药控制。随着医学科学的发展和疾病治疗模式的转变，有明确致病原因的继发性高血压患者在高血压人群中的占比越来越高，而高血压"查原因、治原因"的理念也逐步被普通民众认可。人们慢慢了解到有些高血压疾病能够通过外科手段治愈，从而减少了长期服药的痛苦，也减少了高血压相关心脑血管并发症的发生。

《漫话高血压》一书就是在这一背景下诞生的，这是一本以高血压预防和诊治为主要内容的科普书籍，它告诉人们认识和控制高血压的重要性，强调高血压患者要记得"吃药比吃饭重要"，倡导治疗前要先科学筛查病因，找到原因，对症治疗，治愈高血压不是梦。

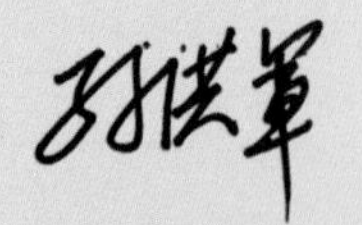

中国医师协会副会长，山东省医师协会会长

自"健康中国"上升为国家战略以来，人民的健康早已成为"国家大事"。医生不仅以治病救人为己任，还担负着把专业的医学知识传播给广大群众的责任。本书由国内高血压外科开拓者——蒋绍博主任编撰，他勇于挑战高血压的传统诊疗理念，在国内最早提出"高血压外科"这一交叉学科概念，用微创手术让高血压患者告别药物治疗，出版了国内第一本《微创高血压外科》学术专著。《漫话高血压》一书的科普知识源自于蒋绍博在临床一线的躬耕不辍，源自于其对医学的前瞻思维，源自于其志愿科普的时代担当，源自于其作为一名医者的仁心大爱。

《漫话高血压》是一本老百姓看得懂的科普书，本书以百姓非常熟悉的慢性疾病高血压为主题，用图文并茂的形式和通俗生动的陈述，介绍了高血压方方面面的科学知识。书中对原本晦涩难懂且容易被人忽视的高血压测量方法、服药注意事项、急症的应对处理等话题进行详细阐述，用诚恳暖心的提醒引导大家走出常见的认知误区，用紧贴生活的案例加深读者印象。可以说，本书将"医学知识的翻译官"角色演绎得淋漓尽致。相信，无论是否有高血压疾病，读者都能从中获得大量实用、靠谱的高血压知识。

所以，我非常欣喜地看到这本新书的面世，也希望更多有情怀、有担当的医学专家加入医学科普行列。广大医生不仅要加强科普创新能力，还要借助融媒体传播工具，生动塑造“左手是专业，右手是传播”的未来医生模样，齐心构建新时代的科普生态圈，提升国民健康素养，助力健康中国战略实施。

施琳玲
中国医师协会健康传播工作委员会常务副主委、秘书长
江苏南通大学附属医院党委宣传部部长、品牌建设处处长

一谈起高血压，我们似乎都不陌生，它是我们身边最常出现的医学用语之一。然而，高血压好像又离我们很远，我经常问服降压药多年的患者朋友，什么是高血压？如何判断高血压？能够完整正确回答的往往没有几位，更别说是普通百姓了。据统计，目前我国已有近3亿高血压患者，以高血压为代表的慢性病已成为威胁我们健康的重要疾患。在日常行医中，我发现高血压的科学普及教育工作与百姓是脱节的，目前高血压方面的专业书籍不少，但适合普通百姓阅读的科普读物少之又少，因此萌生了与普通人“漫话”高血压的想法，今天终于愿望成真。

作为一位高血压外科专家、泌尿外科专家，很多人都很好奇我是如何走上高血压防治这条路的。其实，我与高血压结缘于一个偶然的外科病例。二十多年前，我为一位合并严重高血压的肾肿瘤患者做了腹腔镜根治性肾切除术，术后患者恢复很好，患者感谢我说，不但手术切得彻底，而且困扰自己多年的严重高血压也好了。说者无心，听者有意。当时我就在想，肾肿瘤本身不会和高血压相关，但这个患者肾肿瘤体积较大，手术一并切除了同侧肾上腺组织，而肾上腺是关乎血压的，会不会和肾上腺有关？接着我去病理科仔细检查病理，在患者肾上腺标本上发现了一个黄豆大小的微腺瘤，经进一步明确，患者的高血压就是肾上腺上这个几毫米的肾上腺肿瘤导致的。自此以后，我逐渐将个人专业方向聚焦于肾上腺这一关乎到血压调节的内分泌腺体。

伴随着研究的深入和临床病例的积累，我越来越发现有太多的高血压患者是能够找到病因的，尤其是吃药控制不好的年轻高血压患者，往往都能找到肾上腺或相关因素对高血压的影响。对于这类能够找到明确原因的高血压患者，我们只要通过微创手术去除病因，患者的高血压就有可能得到治愈或者明显改善，患者就有可能少吃药甚至不吃药。在多年研究的基础上，我于国际上率先提出了“高血压外科”这一概念，其实就是在强调高血压的病因筛查及治疗。随着医疗技术的进步，高血压病因研究飞速发展，肾上腺源性高血压也越来越受到全世界高血压学界的重视。目前，难治性高血压患者中，至少有20%的患者都能找到肾上腺或其他致病相关因素。可以说，二十多年前的一次小的探索，影响了我一生的行医方向，也让我踏上了高血压防治之路。

之所以起“漫话高血压”这个书名，就是想与各位朋友无拘无束地聊一聊高血压知识，向各位传播一堂生动、客观、科学的高血压教育课。本书面向高血压患者和普通百姓，内容不但包括高血压的定义、测量等科学解释，而且，结合临床经验，对高血压的认识误区、药物控制等内容，给出普通百姓最想听到的科学讲解。同时，身为高血压病因防治专家，我重点介绍了高血压病因筛查的科学知识，想借此向读者强调："得了高血压不可怕，科学系统地筛查高血压病因非常重要，因为一旦明确病因，通过微创技术去除病因，未来就有可能少吃药甚至不吃药，高血压就有可能得到治愈。"

在二十多年的高血压外科行医过程中，我也得到了许多业界老师、领导、朋友的支持与帮助。山东省医学会包文辉会长与山东省医师协会孙洪军会长都是我的业界前辈，也是我的老师，在我普及高血压防治的过程中，以两位为代表的各位老师、前辈都在不遗余力地支持我的高血压普及工作。山东科学技术出版社赵猛社长等朋友，在充分了解我所做的高血压防治工作之后，也在不断鼓励我将多年行医中与患者交流的心得经验总结出来，以期让更多高血压患者受益。本书的问世，也是诸位老师、前辈、朋友不断鞭策我的成果，没有他们的鼓励与大力支持，就没有这本科普读物的顺利出版。

不久之前，习近平总书记开创性地提出“科技创新、科学普及是实现创新发展的两翼，要把科学普及放在与科技创新同等重要的位置” 这一重要思想。作为一名医学专家，我深有同感，只有将高血压知识普及，让越来越多的百姓了解高血压、认识高血压，才能真正达到未病先防，才能真正让更多的老百姓健康受益。作为一位外科专家，在繁忙的外科手术间隙，能够将普通患者最迫切希望了解的高血压知识与各位分享并成书，实属不易。希望这本读物能接地气，为百姓带来高血压健康知识，帮助人民普及正确的防治思想，少走弯路，进而提高身体健康素质。

蒋绍博

2022 年 10 月

目录

目录

第一章 解秘血压

在影视作品中，我们时常看到医护人员争分夺秒地与死神赛跑的场景。当心电监护仪上表示生命信号的条条曲线变成直线时，便意味着生命已离我们而去。这些信号中，有一个数据代表的就是人体的血压。日常生活中，我们通过监测血压，来预测身体的健康状况。关于血压，您了解多少呢？

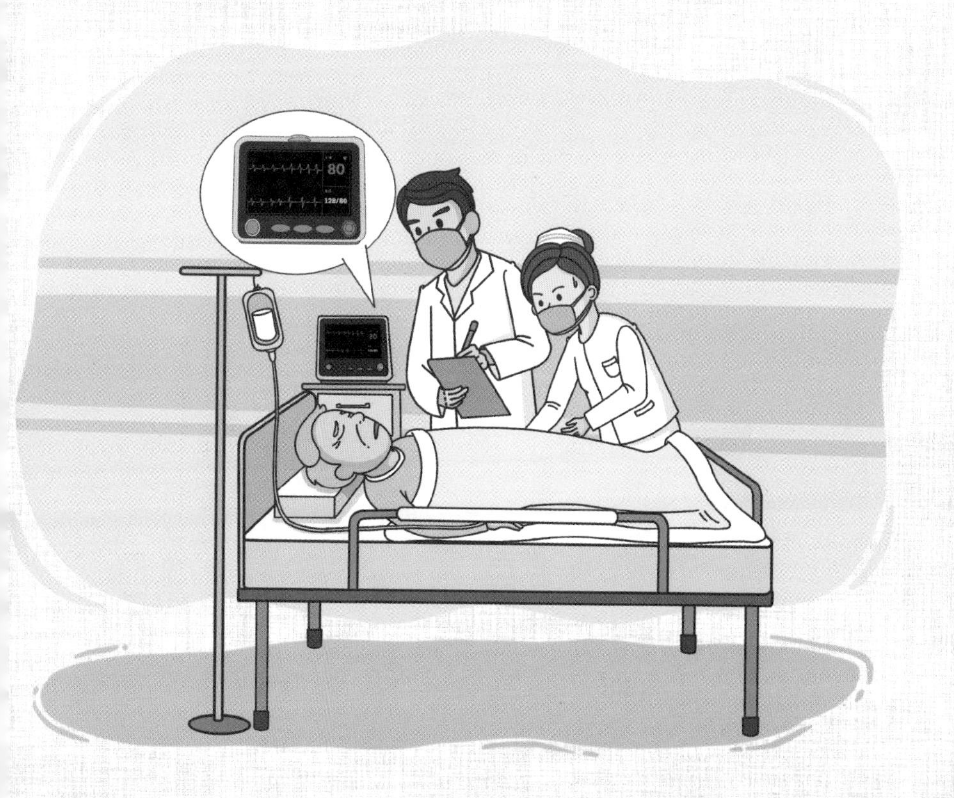

第一节 血压产生的奥秘

血压，是我们开启健康管理的基础，蕴藏着很多奥秘。从此刻开始，我们一起来揭开它神秘的面纱吧。

一、健康管理，从了解血压开始

众所周知，我们人体的血液循环系统由心脏、血管及其中流动的血液组成，循环流转、生生不息。其中，心脏是循环系统的“中枢”，它就像一个永不停歇的“水泵”，通过不停地收缩，将血液射入由血管组成的管道系统，并输送给全身的各个器官，为它们提供氧气和营养物质。

在这个过程中，血管内流动的血液对血管侧壁的压强，即单位面积上的压力，就是血压。我们通常说的血压是动脉血压，测量的是肱动脉的血压，即血流对肱动脉的冲击压力。

血压包括收缩压和舒张压。

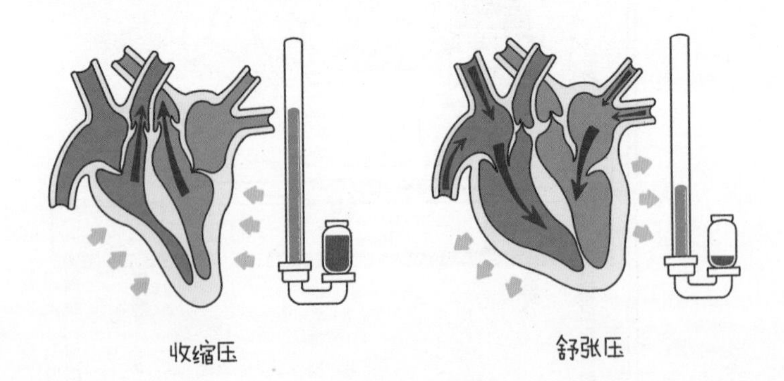

医生漫话

心室收缩，血液从心室流入动脉，此时血液对动脉的冲击力最高，称为收缩压，也就是常说的“高压”。心室舒张时，动脉血管弹性回缩，血流速度减慢，对血管壁的压力下降，此时的压力称为舒张压，也就是常说的“低压”。

二、血压产生的要素

血压的形成需要 4 个要素：心脏需要收缩射血，使全身的血液流动起来；血管内要有足够的血液；外周血管阻力，才能控制血液流动的速度；大动脉的弹性贮器作用。

1. 心脏收缩射血

心脏收缩是血液流动的原动力，可以将血液推入大动脉，然后运送至全身，此时血管内部单位面积上的压力就是血压。

医生漫话

心脏一旦“消极怠工”，动力下降，射出的血量就会减少，血液流动就会变慢，对血管的冲击力也就相应减小，血压也就下降了。这种情况很常见，比如由于心肌缺血或心律失常，导致心脏功能下降，心脏射血量减少，一些人就会出现血压降低。甚至原来有高血压的患者，在不用降压药的情况下，血压也能维持正常了。对于这种情况下的血压下降，一定不要沾沾自喜，很有可能是心脏功能下降的预警，需及时去医院告知医生病情。

2. 循环系统中的血液总量

足够的血液容量是维持血压的前提条件。

医生漫话

就好比灌溉田地的软管，只有水量足够多，软管才可以充盈、饱满。相应的，水量减少，软管就是塌陷的状态。血容量减少的情况，可见于大出血的患者，当出血量较大时会出现血压下降，如不及时止血或输血，生命就会受到威胁。

3. 外周血管阻力

循环系统的外周血管阻力主要指的就是小动脉和微小动脉对血流的阻力情况。这种阻力的存在，可以保证血液流速的稳定性。

医生漫话

动脉系统就像大树，由树干依次分出不同层次的树枝。主动脉也会不断分叉，管腔逐渐变小，最后分成小动脉、微小动脉，血液在其内流动时的阻力逐渐增加。这种阻力的存在，可以保证血液流速的稳定性，不至于使心脏收缩期射出的血液迅速流失，在心脏“休息”时的舒张期血压过度下降。

4. 大动脉的弹性贮器作用

血管是有弹性的，这种弹性来源于血管壁内的平滑肌，能使血管扩张和回缩。心脏在循环系统的工作中，只负责把血射出去，提供血液流动的原动力，剩下的流动过程交给血管调节。

医生漫话

当心脏收缩时，血管弹性扩张，减轻了血流对管壁的冲击力。当心脏舒张时，血管弹性收缩，产生推动血液继续前进的动力。随着年龄增大，血管壁由于长期使用，也会“老化”，也就是动脉粥样硬化，这个时候血管弹性下降，硬度增加，调节血压的能力下降，使收缩期血压升高，舒张期血压下降。所以，老年高血压以收缩压升高为主。

三、每个人的血压是固定不变的吗?

当然不是。即使同一人连续两次测血压的数值也可能不一样，血压一般取两次数值的平均值。而且，同一人左、右侧上肢测量的血压值也不同，但相差一般不超过 10 mmHg，我们通常以测量数值高的一侧为准。

下面我们来看一下血压还有哪些变化吧。

1. 血压会昼夜变化

人体的血压具有昼夜节律，一天中的血压不停变化，正常情况下，其变化曲线如“杓型”，即在一天 24 小时内，血压波动出现“两峰一谷”，6:00~10:00 为一天内血压的最高峰（晨峰），16:00~18:00 为血压第二高峰；夜间血压较低，凌晨 2:00~3:00 为一天中血压最低值，为“一谷”。

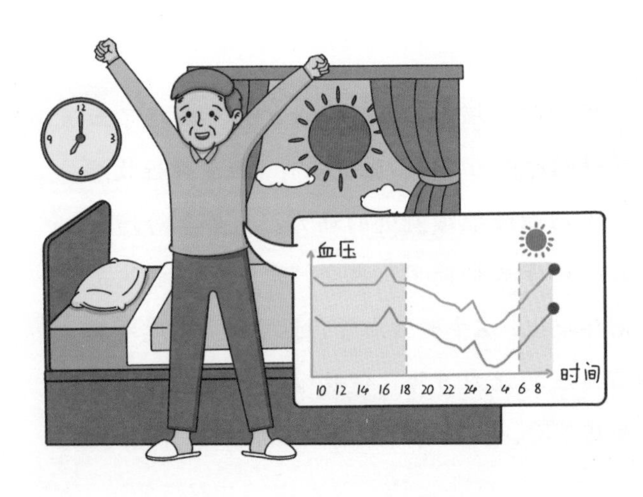

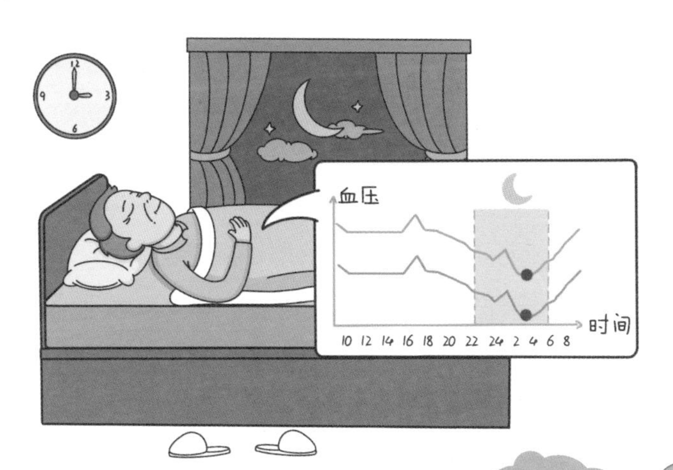

医生漫话

高血压的晨峰使患者发生心绞痛、心肌梗死、脑卒中等心脑血管病的风险显著增加，所以对于高血压患者来说，控制好 6:00~10:00 时段的血压非常重要。这时候，一定要量血压，随时掌握自己的血压变化情况。

2. 血压随年龄增长而变化

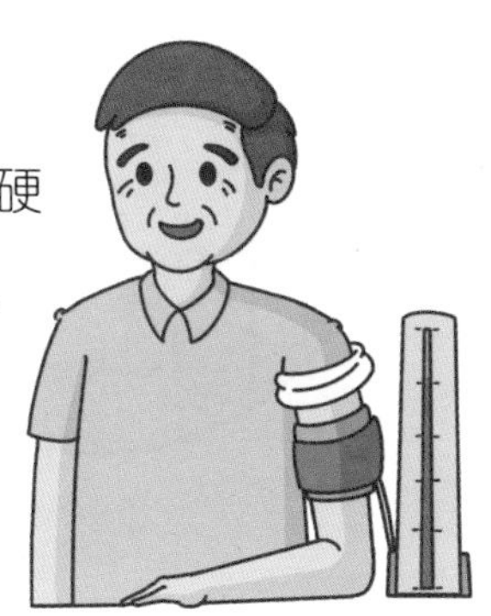

随着年龄的增长，血管弹性下降、硬度增加，调节血压的能力下降，易出现收缩压升高，舒张压正常或降低。所以，老年人高血压常见以收缩压升高为主。

此外，更年期前的女性，血压略低

于男性，更年期后血压上升，逐步追赶上男性。

3. 这些因素也能影响血压

血压与人的饮食、运动等日常活动有关。通常进食或运动后，血压升高。另外，人的情绪也能影响血压，比如人在愤怒、兴奋、紧张的情绪下，血压会升高。

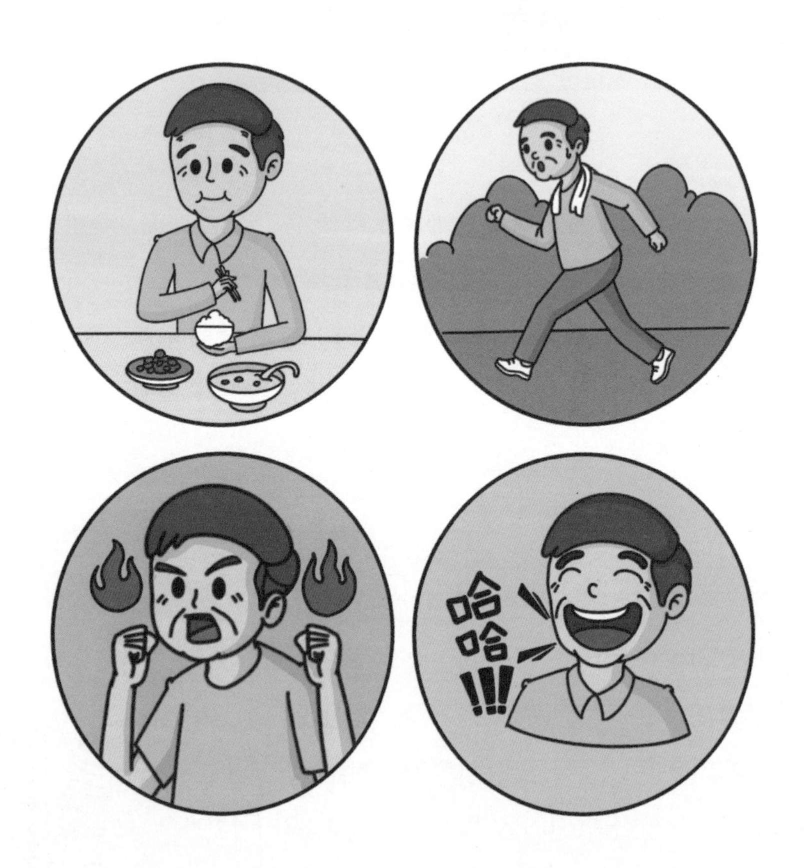

四、血压升高是疾病吗？

影响血压的因素有很多，不可轻易将一次血压升高诊断为高血压。

1. 容易误判的高血压

我国成年人高血压诊断标准是指在未服用降压药的情况下，诊室内测量的收缩压≥ 140 mmHg 和 / 或舒张压≥ 90 mmHg。需要提醒的是，家庭自测血压 135/85 mmHg 相当于诊室血压 140/90 mmHg。因此，若家中多次测量的收缩压达到 135 mmHg 和 / 或舒张压达到 85 mmHg，也算高血压。

2. 高血压爱“找”这些人

高血压是由多种因素引起的，包括不良的饮食习惯、不良的生活习惯、家族遗传等。

首先，不良的饮食习惯。那些口味比较重、无肉不欢且不爱吃绿叶菜的“肥胖人群”，高血压的发生率远高于一般人。

其次，不良的生活习惯。平日喜爱抽烟、喝酒、久坐、熬夜等人，高血压的发生率也较高。

再次，高血压也有家族聚集性。父母血压高，孩子患高血压的概率也较高。

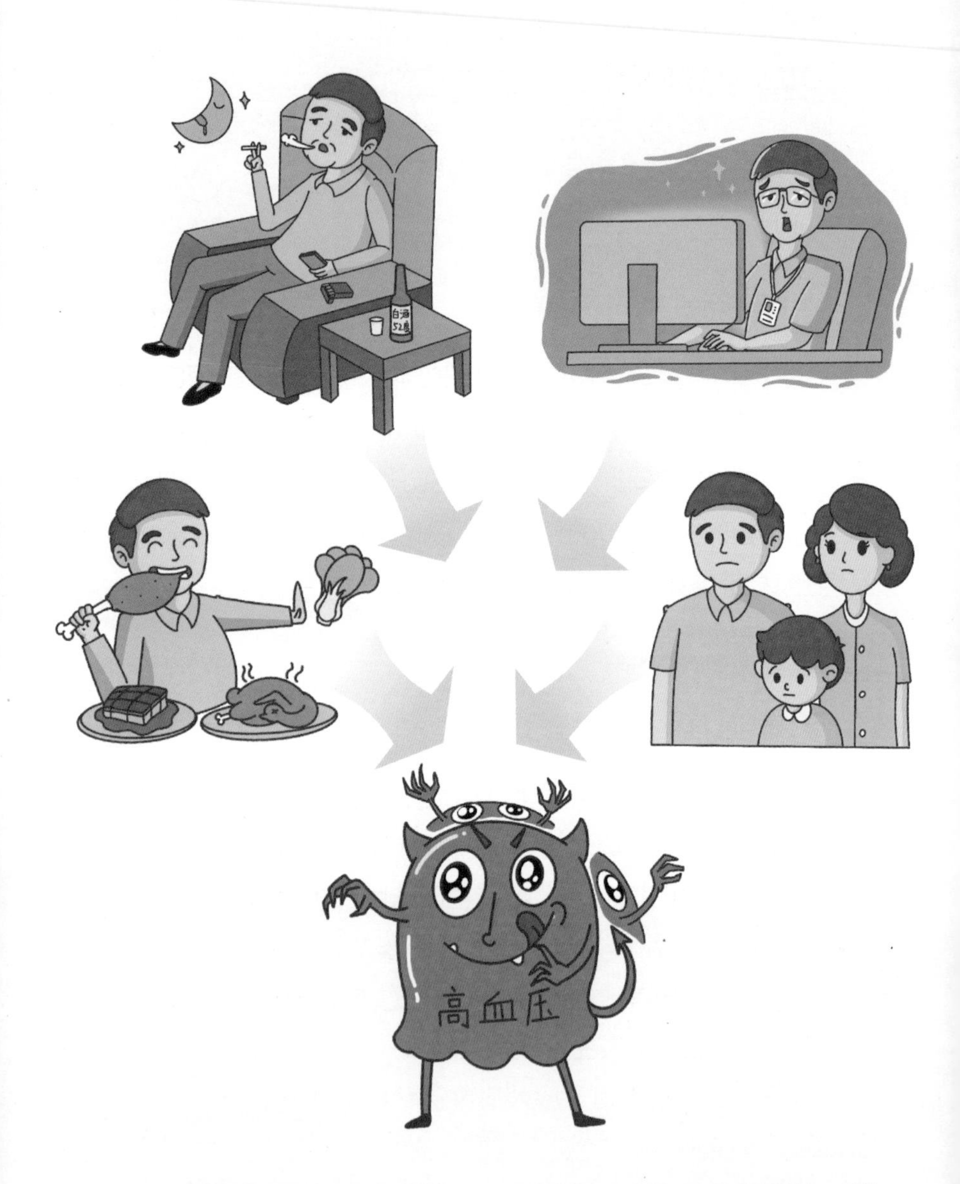

要知其然和其所以然，揭开了血压产生的这层面纱，能帮助我们顺利开启降压之路，降压如打仗，知己知彼有胜算。

第二节
日常测量血压真的很重要

随着电子血压计的普及，测量血压不仅仅是高血压患者的“专利”，也是健康人群监测健康状况的重要手段之一。

一、你会定时测量血压吗？

情景一
门诊体检中心
体检中心
年轻人也得高血压，
所以需要定期测血压，
早预防早控制
年纪轻轻，
怎么会有血压高？

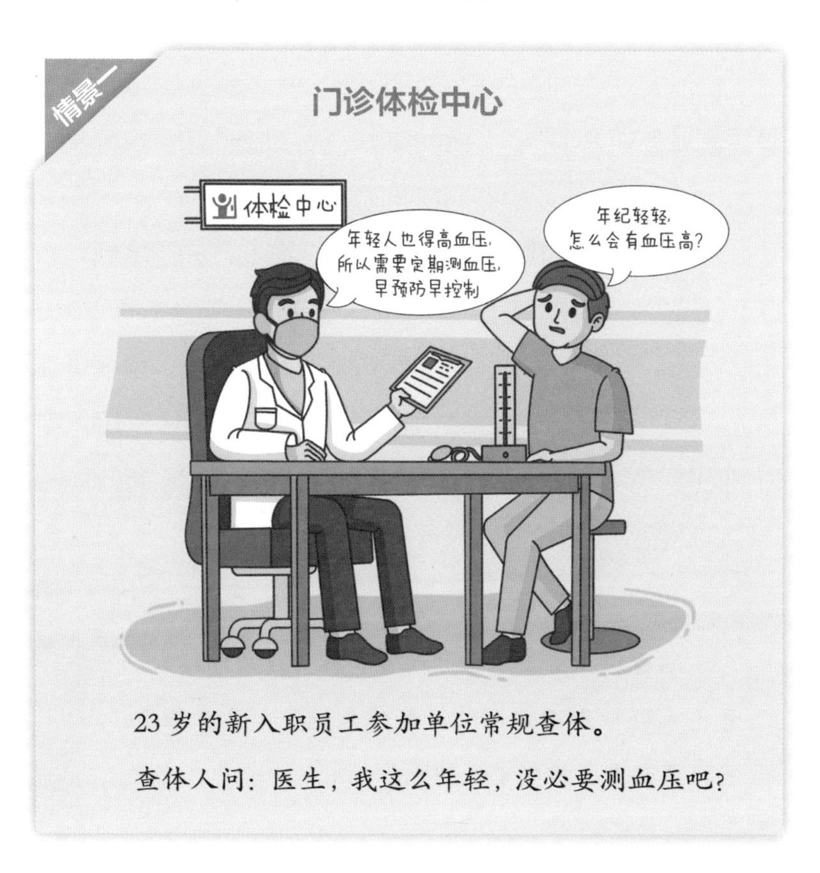

23 岁的新入职员工参加单位常规查体。

查体人问：医生，我这么年轻，没必要测血压吧？

医生答：《健康中国行动（2019—2030 年）》显示，我国现有高血压患者 2.7 亿人，18 岁及以上居民高血压患病率为 25.2%，并呈现上升趋势。相当于每 3~4 人中就有一人是高血压患者，这么高的发病率，谁又能确定自己不会是血压高的那一个呢？所以，健康人群也需要定期测量血压。

有的人从未测过血压，到医院就诊时才发现患有高血压，更有甚者直到发生了脑出血才知自己患有高血压。这就是自认为“健康”的人也需要测量血压的原因。

你知道吗？在我国，仍然普遍存在高血压知晓率低、治疗率低、控制率低的“三低”现象。《中国高血压防治指南（2018 年修订版）》显示，我国高血压知晓率为 51.6%，也就是说有近一半的人不知道自己患有高血压，而在这 51.6% 的人中得到治疗的又不足一半，治疗率为 45.8%。在这 45.8% 的人中血压得到有效控制的只有 16.8%。

医生漫话

随着现在生活水平的改善和社会压力的增大，青年人群罹患高血压的情况越来越多，且有程度重、用药多、控制差的特点。

二、定期测血压，早发现，早治疗——不容忽视的“无症状”高血压

情景二
心内科门诊
心内科门诊
定期监测血压，
该用药时就要规律用药
年纪大了，血压高点
正常，不用吃药吧

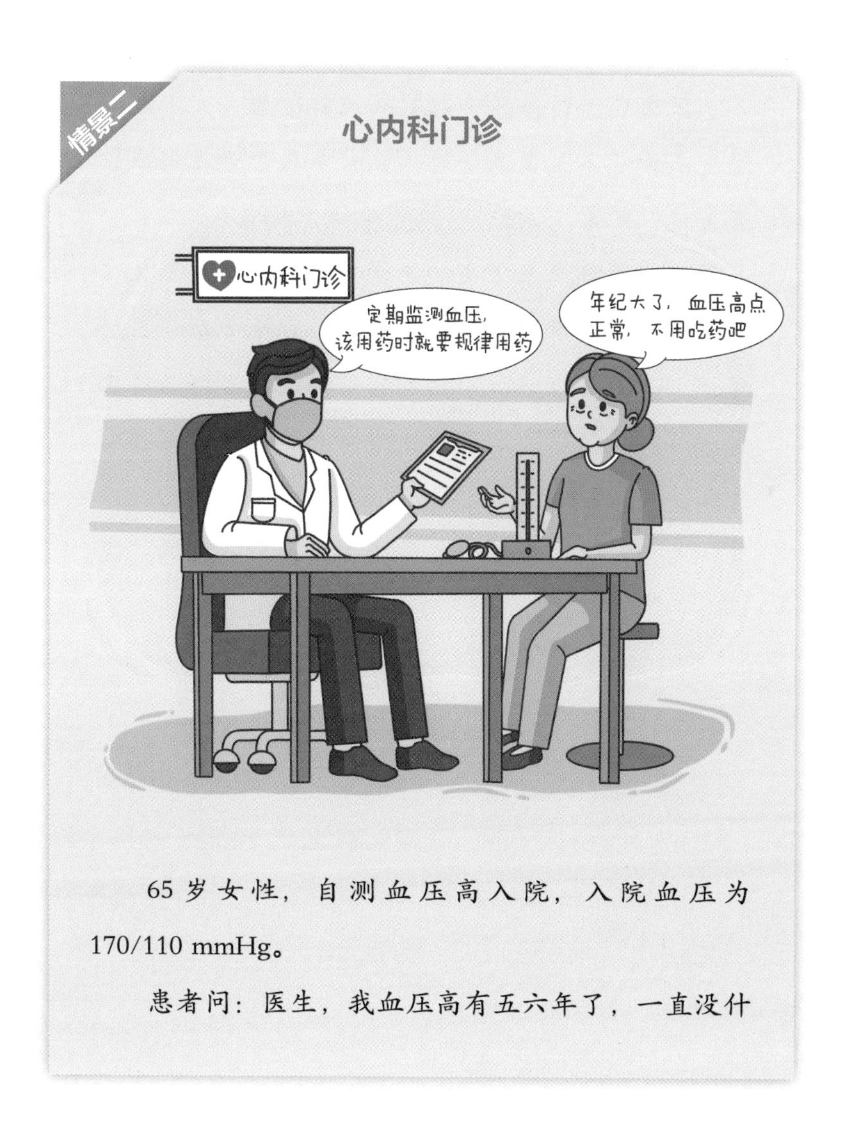

65 岁女性，自测血压高入院，入院血压为 170/110 mmHg。

患者问：医生，我血压高有五六年了，一直没什

么不适症状。听说年龄大了血压高正常，所以一直没吃药。女儿非让我来看医生，我又没什么不舒服，是不是可以不用治啊！

医生答：高血压一般起病比较隐匿，尤其是刚发现或血压不是很高的时候，大多数患者没有或仅有头晕、头痛、心悸、耳鸣等症状，因此不太重视。甚至有些长期血压很高的患者，身体在潜移默化、悄无声息中慢慢耐受了这种状态，以至于血压已经超过 180/110 mmHg 了，患者仍然没有不舒服的感觉。这种情况下，如果放任高血压长期持续地损伤身体，待出现靶器官损害才开始重视，则为时已晚。这就是为什么高血压常被称为心脑血管疾病的“隐形杀手”。

你知道吗？高血压在老年人中的发病率较高，虽然常见，但并不能说明年龄大了血压高是正常现象。相反，随着年龄增大，动脉粥样硬化以及原发疾病不断增多，血压增高反倒是“雪上加霜”，导致脑出血、脑梗死、冠心病、心功能不全、肾功能不全、眼底出血等并发症的发生率更高。因此，老年人得高血压更需要积极治疗。

医师漫话

平时不能仅仅依靠症状判定有无高血压，而是需要定期测血压，早发现，早治疗。因为有时“无症状”高血压危害更大。

三、“隐形杀手”——高血压介导的其他器官损害

情景三
消化内科门诊
消化内科门诊
先测个血压，未必是胃肠道疾病引起的呕吐
大夫，老伴头晕、呕吐，给开点止吐药吧

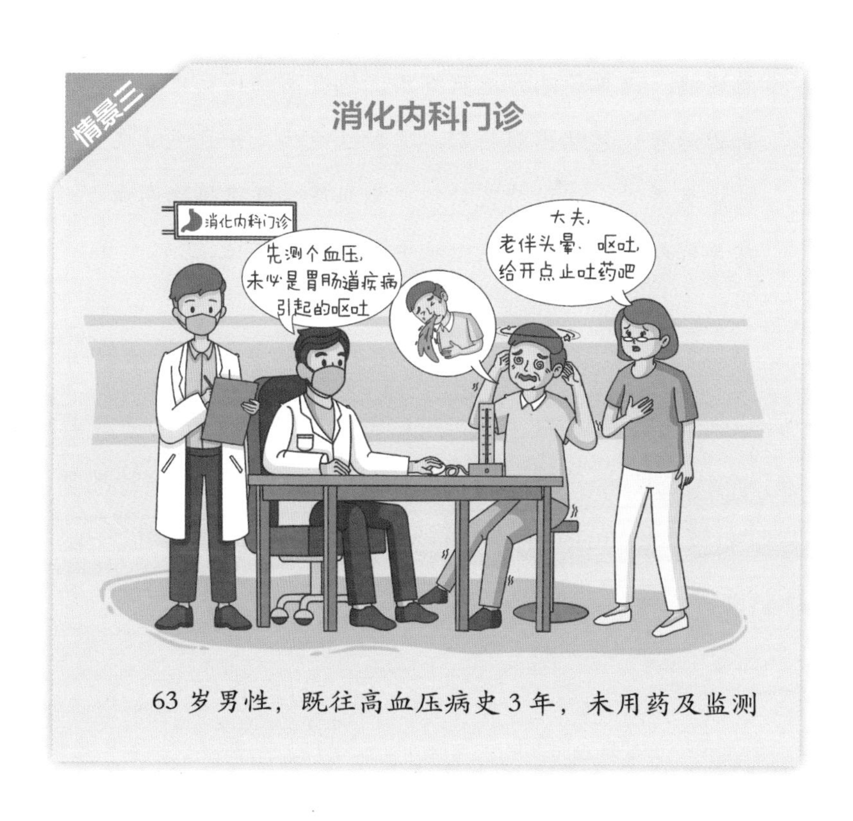

63 岁男性，既往高血压病史 3 年，未用药及监测

血压。这两天他因琐事和邻居闹得不愉快，今早起床后忽然头晕，喷射样呕吐，老伴赶紧陪同来消化内科就诊。量血压为 230/120 mmHg，医生建议他先降压治疗。

实习学生问：老师，他吐得厉害，为什么不先给他用药止吐，或者做个胃镜检查，而是先去给他测血压、降血压呢?

医生答：这种呕吐应先找原因，找到原因后治疗原发病，比单纯治疗症状有用。他有高血压病史，但未曾治疗，忽然出现头晕、喷射性呕吐，并且呕吐之前没有恶心，这种情况必须先测血压，以便排除高血压导致颅内压增高刺激呕吐中枢引起的呕吐。

你知道吗？临床上测血压是最常见的检查手段，它并不是心内科、神经内科的专项检查，每一个入院患者都需要测血压，测血压可以帮助我们鉴别很多疾病，有助于临床诊断。

四、不可“盲吃”降压药

情景四

高血压门诊

高血压门诊
大夫，降压药吃完了，帮我再开点吧
血压控制如何？吃降压药要记得定期监测血压

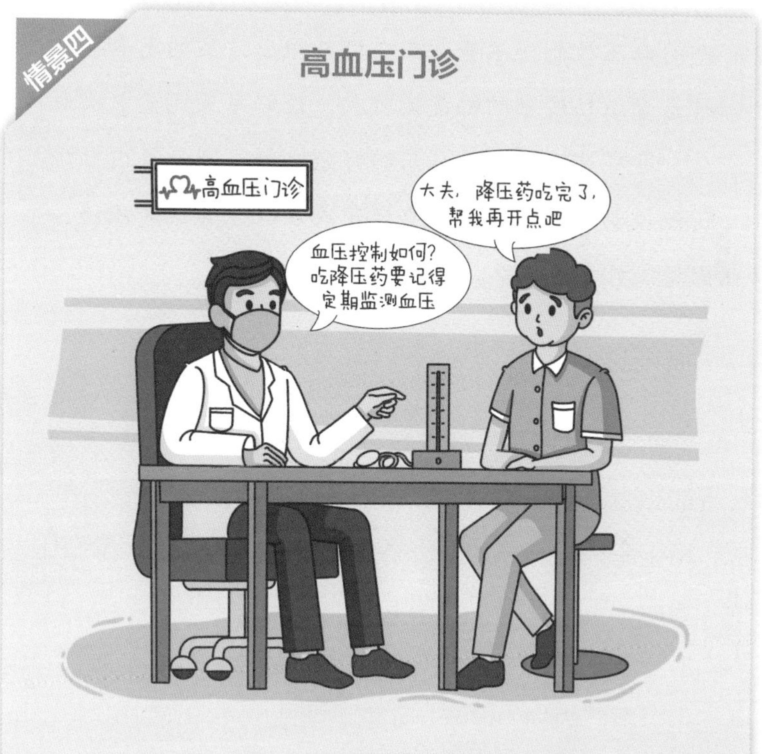

患者问：医生，我来拿降压药“缬沙坦”。

医生答：在家测血压了吗？吃这个药后血压能控制到多少？

患者答：我一直吃这个药，在家没测过血压，不知道控制得怎样，您帮我量量吧。

医生答：高血压患者服药期间也需要定期测血压，

用来评估降压药的疗效，指导临床用药。特别是用药期间血压控制得不好、正在调整降压方案的患者，此时患者血压波动的幅度比较大，最好每天测量 2 次血压，这样可以监测降压药的疗效。如果 3 个月内血压仍然控制不好，可能需要换药或者联合其他降压药，以提高控制达标率。

你知道吗？《中国居民营养与健康现状调查》结果显示，在高血压患者中，90%以上的患者不能将血压控制在正常范围。其中原因之一就是：患者仅凭感觉用药，不测量血压，不知道自己的血压控制水平。降压药物种类较多，每个人对不同种降压药的敏感度不同，这种不测血压“盲吃”的情况，不能用以评估药物的疗效，非常不可取。

日常生活中，我们大都对血压重视不够，甚至从来没有测量过血压，等到出现头晕、乏力等症状时，血压已经超过正常值，演变成高血压。通过以上的故事，您明白定时测量血压的重要性了吗？

第三节　如何正确测量血压

您会正确测量血压吗?

这件看似简单的事情，却内含多种“玄机”，测量过程中也有很多“讲究”。

一、选择血压计有“讲究”

工欲善其事，必先利其器。要想血压测得准，首先必须有一个合格的血压计。

最早的血压计是用于测量马的血压。经过时代的变迁，血压计越来越先进，水银血压计正逐渐退出历史舞台，电子血压计因具有操作、携带方便且使用时可同步获取心率读数等优点而得以普及。

使用电子血压计，如何才能获取更准确的血压数值呢?需要三个必备条件：

第一，您的血压计是符合标准且通过验证的合格产品；

第二，血压计需要定期校准，至少每年一次，可以在品牌售后处或医院进行校准；

第三，测量方法要正确。这是保证测量结果准确的最重要环节。

二、血压测量方法有“讲究”

血压的测量分为以下几个步骤。

第一步，确认测量时间。

您 30 分钟之内是否做过跑步、打球等剧烈运动？是否有较剧烈的情绪波动？是否喝过浓茶、咖啡，饮酒或者吸烟？是否有憋尿的情况？以上任何一条回答是，建议您休息 15~30 分钟后再测量血压。

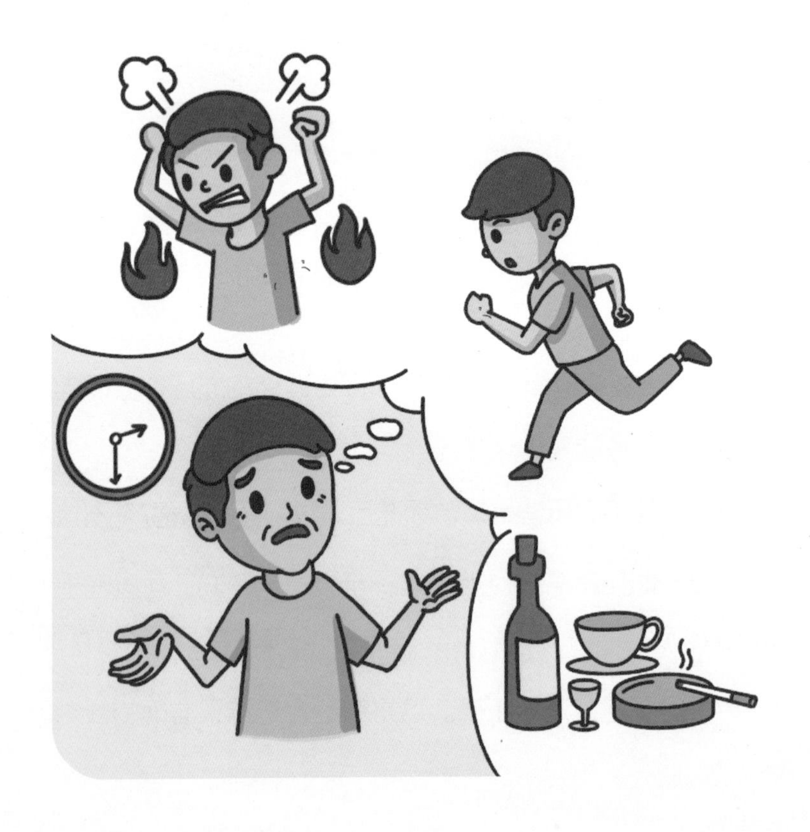

第二步，选好测量体位。

测量血压可采取坐位或卧位。不管哪种体位，都要确保袖带的位置和心脏处于同一水平。

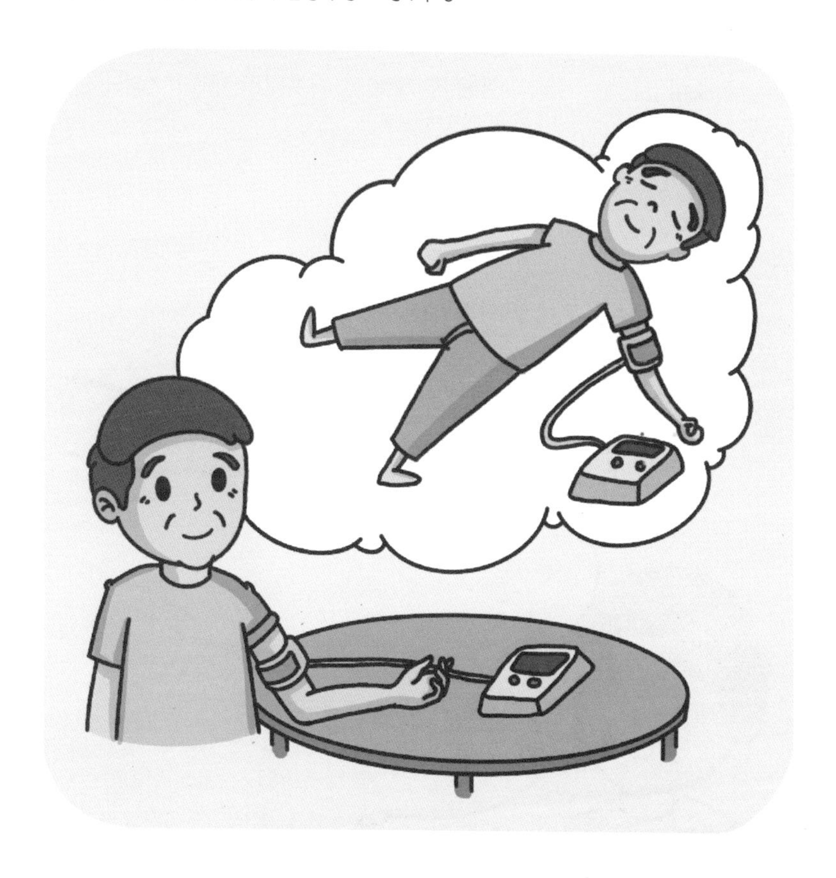

第三步，选择合适的袖带。

袖带过紧或过松都会影响血压测量的准确性。因此，需要根据您的上臂围选择合适的型号，不建议使用成人血压计测量儿童血压。若成人的上臂围超过 42 cm，则需要选择腕式电子血压计。

测量血压时，袖带的下缘距肘窝的上方 2~3 cm，松紧度以能插入一指为宜。

测量血压时，建议您脱掉外套，避免衣袖向上堆积压迫肱动脉，影响血压数值。

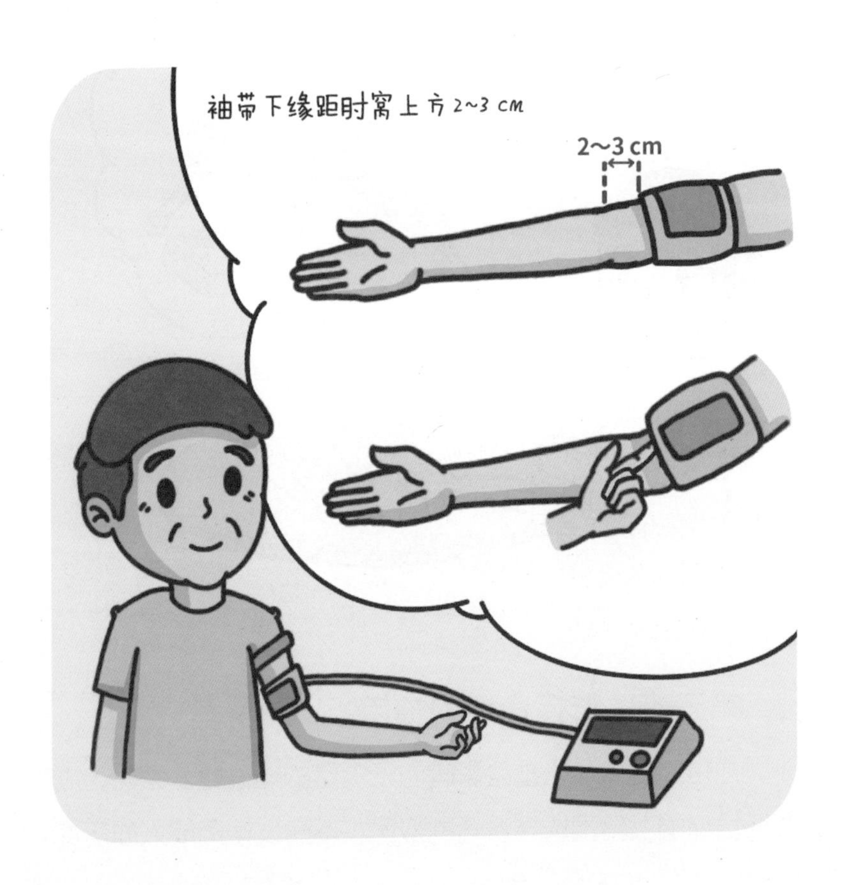

第四步，测量。

按下测量键，读取血压数值。建议您连续测量 2 次，中间相隔 1~2 分钟，取两次读数的平均值。如两次读数相差 10 mmHg 以上，则需要测量第三次，取后 2 次读数的平均值。

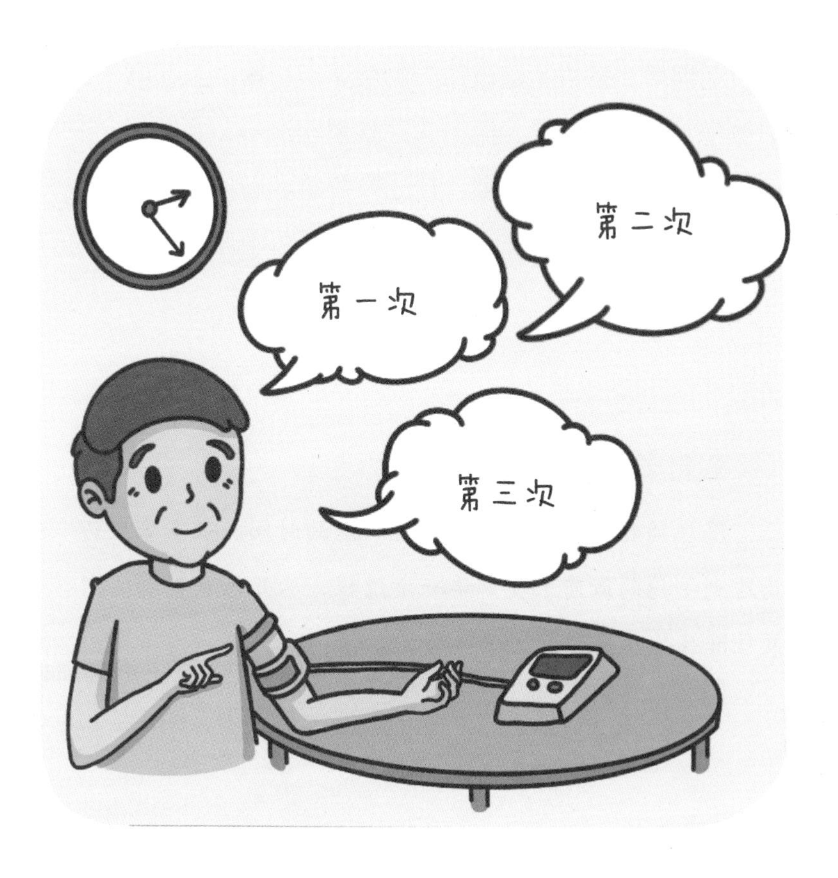

三、血压测量频率有“讲究”

血压的测量频率并不是越多越好，有些人过于关注血压值，反复测量，反而容易产生焦虑，造成血压升高。

1. 血压波动大时

初次被诊断为高血压，或血压控制不好、正在调整降压方案的患者，推荐每周至少连续 3 天测量血压。此类患者血压波动幅度比较大，建议每天测量 2 次：第一次在服药前、早餐前、排尿后测量，第二次在晚餐前测量，条件不允许时建议在睡前 1 小时内测量，并记录数值。通常需要连续监测 2~4 周，每天测量、详细记录，有助于医生评估降压药物的疗效。

Tips

为什么需要监测 2~4 周?

降压药物达到最佳药效需要一定的时间。很多降压药物达到平稳的血药浓度需要一个过程，从开始服用到达到最佳降压作用的时间为 2~4 周。

2. 血压较稳定时

对于血压稳定且达标的高血压患者，每周测量 1~2 天即可，早晚各一次，不必频繁测量。

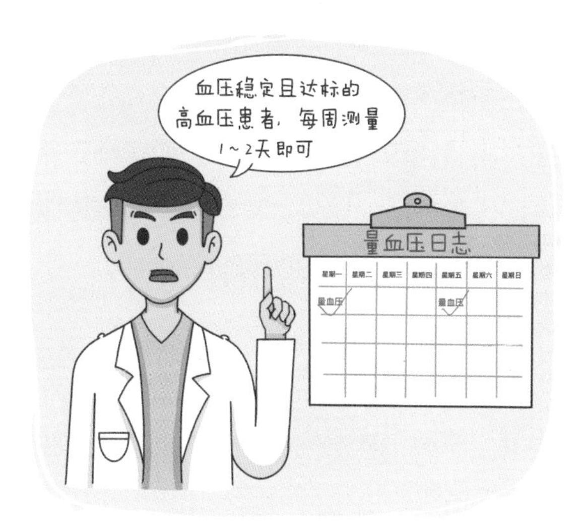

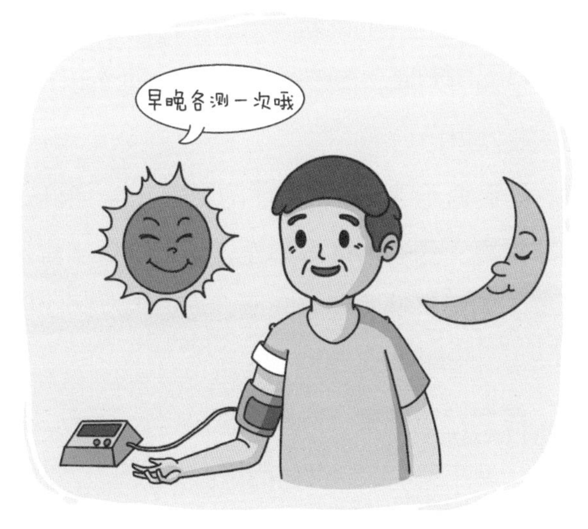

四、家庭自测血压与诊室血压

诊室血压指的是患者在医疗机构测量的血压数值，一般会比家庭自测血压的数值略高。家庭自测血压和诊室血压都有各自的优缺点，适用于不同情况。诊室血压是目前诊断高血压的标准，但是不能很好地鉴别白大衣高血压（仅在就诊时测量血压升高，在家自测时正常），而家庭自测血压是鉴别白大衣高血压的办法。此外，家庭自测血压可以很好地帮助医生评估降压药的疗效及高血压的控制情况。

五、确定服药时机

家庭自测血压时，若发现血压偏高，建议到医院就诊明确以下目的。

第一，明确高血压的诊断和分级。目前我国高血压的诊断仍然以诊室血压为准，有条件者做 24 小时动态血压监测，根据血压的高低进行分级。

第二，排查有无继发性高血压的可能。对于年轻人来说，如果血压非常高，药物治疗效果差，可进一步排查继发性高血压的可能。如果是继发性高血压，治疗原发病比单纯降压更重要。

第三，根据检查结果，选择合理的降压方法，具体应用哪种降压药，需要医生综合评估而定。

测量血压并不简单，不管是患者还是家属，必须学会熟练准确地测量血压的方法，以获取准确的血压值。这对发现血压升高、及时就医以及用药方案的调整意义重大。您记住了吗?

第四节 血压数值的解读

一、血压数值，您了解多少？

血压的记录值通常包括两个数字，如 120/80 mmHg：第一个数字“120”指的是收缩压，也常被称为“高压”；第二个数字“80”指的是舒张压，也被称为“低压”。

1. 正常血压

血压 <120/80 mmHg 为正常血压。

收缩压 120~139 mmHg、舒张压 80~89 mmHg 为正常高值。

2. 您的脉搏压正常吗？

收缩压和舒张压的差值（高压 – 低压）称为脉搏压，也就是我们常说的“脉压差”，一般为 30~40 mmHg。脉压差如果大于 60 mmHg，就是脉压差过大；如果小于 20mmHg，就是脉压差过小。脉压差过大或过小，都提示血管有问题。特别是脉压差过大，在临床上更具治疗意义。

一般老年人的脉压差较年轻人高，脉压差过大常说明动脉粥样硬化的存在。高血压患者如果存在脉压差增大，其发生心脑血管病的风险会增高，需要积极干预。

二、高血压的分级

1977 年，美国第一版《高血压诊治指南》问世，以血压高于 160/95 mmHg 作为诊断高血压的标准。

1997 年，美国第六版《高血压诊治指南》首次明确提出血压高于 140/90 mmHg 为高血压，并依据血压水平进行分级，此后这一版标准获得国际认可。

2017 年 11 月 13 日，在美国心脏病年会上，首次将高血压定义由≥ 140/90 mmHg 改为≥ 130/80 mmHg。这一高血压标准的前移，在国际、国内引起了广泛争议。欧洲以及我国的高血压指南随后发布，未顺应美国的新标准，而是继续沿用原来的标准。

高血压分级	收缩压 / mmHg	舒张压 / mmHg
高血压 1 级	140~159	90~99
高血压 2 级	160~179	100~109
高血压 3 级	≥ 180	≥ 110

三、动态血压监测

一旦发现血压升高，应尽早就医，明确诊断，同时进行高血压的分级及危险分层，从而制定个体化降压治疗方案。

为了明确诊断，医生可能会要求您做 24 小时动态血压监测，通过测量全天的血压变化绘制出 24 小时血压曲线图，这不仅可以避免测量误差，而且可以明确血压波动的情况。

动态血压监测有自己的一套高血压诊断标准：24 小时平均收缩压≥ 130 mmHg 和 / 或舒张压≥ 80 mmHg 可以诊断为高血压；白天收缩压≥ 135 mmHg 和 / 或舒张压≥ 85 mmHg 可以诊断为日间高血压；夜间收缩压≥ 120 mmHg 和 / 或舒张压≥ 70 mmHg，可以诊断为夜间高血压。

医生漫话

夜间高血压（血压≥ 120/70 mmHg）提示可能有阻塞性睡眠呼吸暂停的存在，可行睡眠呼吸监测帮助排查高血压原因。夜间血压升高模式与脑卒中和心脏问题的发生有关。另外，找出血压高峰和低谷的时间，结合自身的生活状态及症状寻找原因，能很好地协助制定降压方案。

四、高血压的控制目标

高血压患者需遵医嘱服药、正确监测血压，将血压控制达标，才不会对心、脑、肾等靶器官造成损害。

· 建议无临床合并症、年龄 < 65 岁的高血压患者血压控制目标值为 <130/80 mmHg。

· 对于高血压合并冠心病患者，建议血压控制目标值为 <130/80 mmHg。

· 对于高血压合并糖尿病患者，建议血压控制目标值为<130/80 mmHg 。

· 对于 65~79 岁的高血压患者，建议血压控制目标值为<130/80 mmHg。

· 对于年龄≥ 80 岁高血压患者，建议首先将收缩压降至< 140 mmHg，如能耐受可降至 < 130 mmHg。

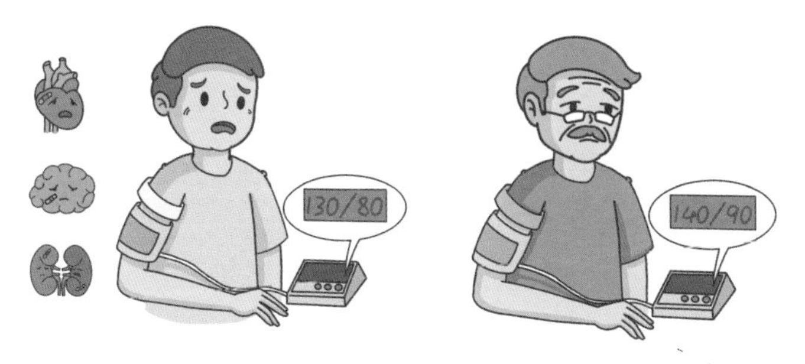

需要强调的是，高血压患者降压的同时，也需要管理其他危险因素，比如降血脂、降血糖、降尿酸、降心率、改变不良生活习惯等。

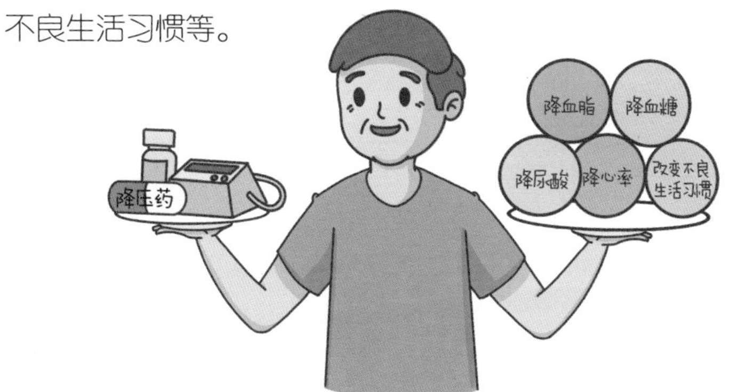

通过以上的学习，您读懂血压数值中的奥秘了吗？那就从现在开始您的血压自我管理之路吧。

第五节 不容忽视的低血压

与无人不知的高血压相比，低血压就显得“低调”很多，很少得到人们的关注。

低血压具有明显的两面性。一方面，在未服用降压药的前提下，血压维持在略低的状态，没有头晕、乏力等不适，并不会对身体造成严重的损害，无需治疗。另一方面，低血压同样可能会导致严重的后果，轻者产生头晕、头痛、心慌、黑朦等症状，重者可导致晕厥，威胁生命，需要我们引起足够的重视。

一、血压多低才算低血压？

关于低血压的标准，目前国际上还没有达成共识，不同研究对于低血压阈值的定义也不尽相同。

通常认为，低血压是指血压低于 90/60 mmHg，但不同年龄、不同性别目前没有统一的标准。

二、低血压可见于哪些情况？

1. 生理性低血压

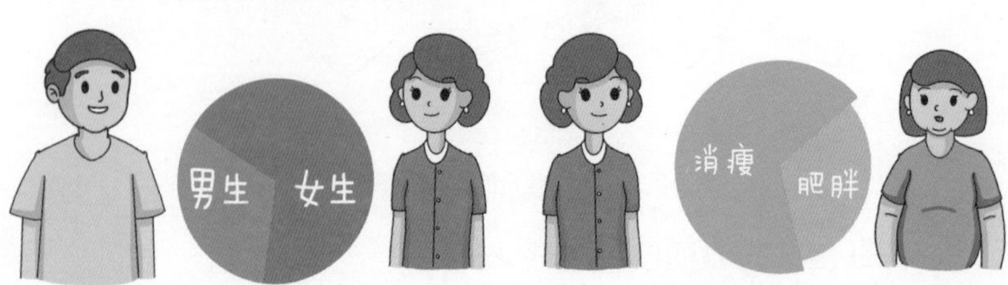

生理性低血压常见于健康的年轻人，女性多于男性，体型消瘦者多于肥胖者，部分有家族性低血压的情况。他们的血压一般维持在 90/60 mmHg 左右甚至以下，没有不适症状，不影响工作、学习和生活，也不会影响远期寿命。

我有家族性低血压，血压一般在90/60 mmHg左右，但并没有其他不适症状
不用担心，这种情况一般不会影响您的学习和日常生活
90/60

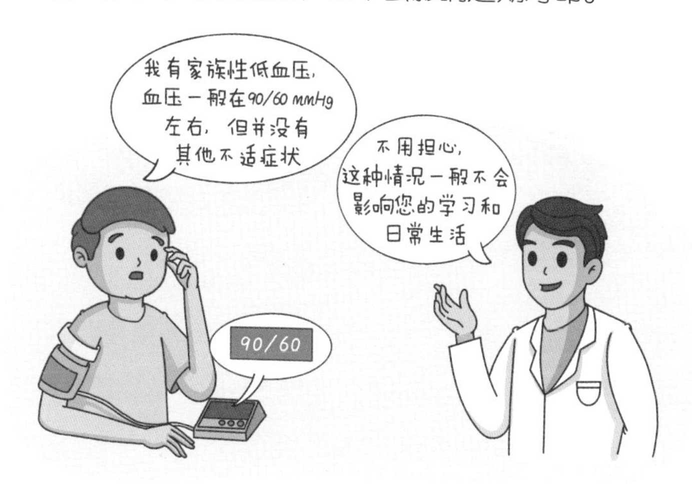

2. 慢性症状性低血压

慢性症状性低血压，是指血压低于 90/60 mmHg，同时可能伴随着间断的精神萎靡、头晕、头昏沉、眼前发黑、四肢乏力、走路不稳、心慌、胸闷、胸痛甚至晕厥等症状。这是由于血压低造成了大脑、心脏、骨骼肌等器官灌注不足。这种情况在夏季更多见。

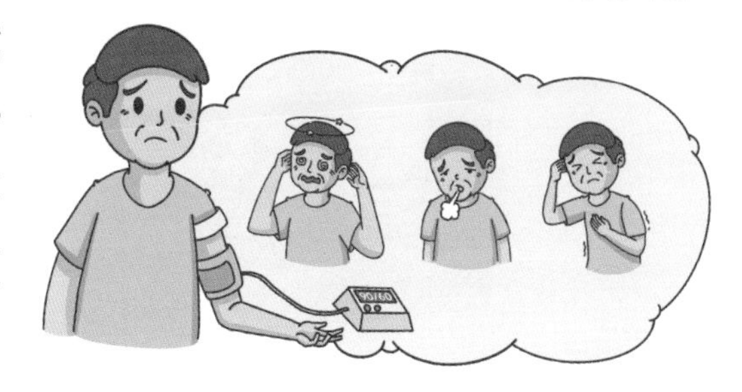

此外，长时间在浴室洗澡，也会加重低血压。这是因为，随着温度升高，血管扩张，血压可能会进一步下降，严重时甚至会出现在浴室里晕倒的情况。

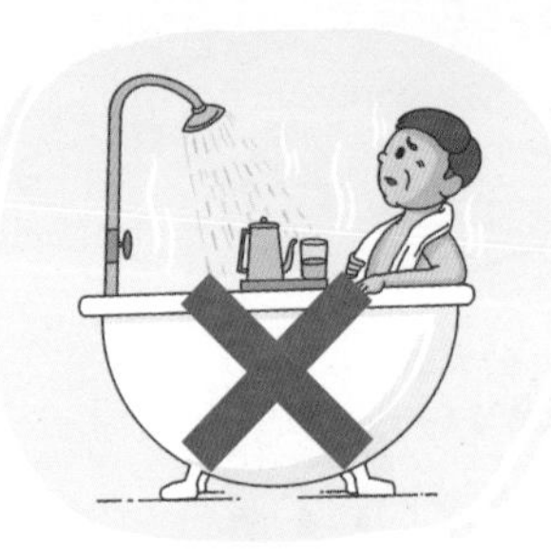
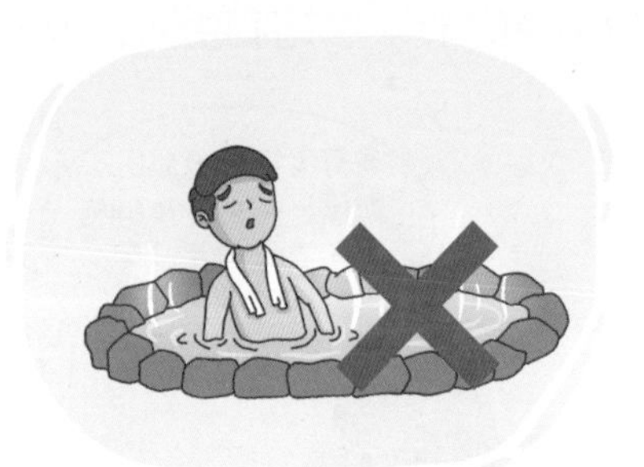

这种情况的低血压，不可以掉以轻心，需要及时就诊，查找低血压的原因，及时处理，避免遗留严重的器质性疾病。慢性症状性低血压常见于以下几种情况。

（1）体质虚弱导致的低血压。体质虚弱导致的低血压多见于消瘦体弱、久病卧床及患有消耗性疾病如结核或肿瘤的患者，他们低血压的发生率更高，症状也更明显。

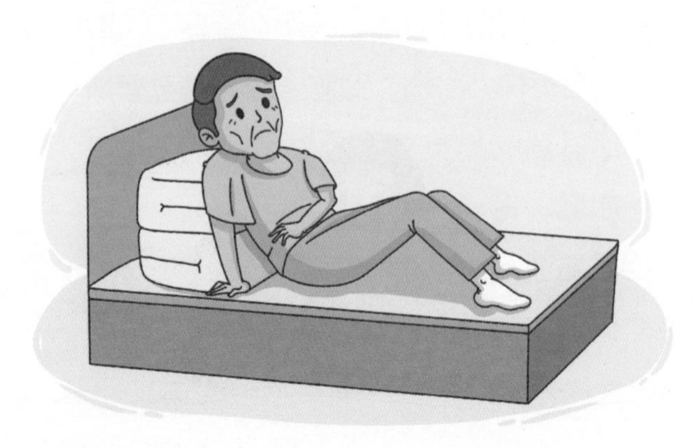

（2）体位性低血压。体位性低血压是指与卧位和坐位时的血压相比，站立位时收缩压下降大于 20 mmHg 或者舒张压下降大于 10 mmHg，伴或不伴头晕、晕厥等症状。

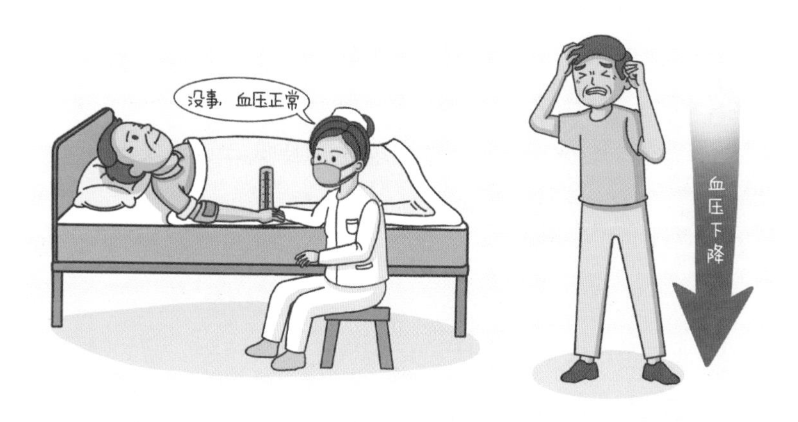

体位性低血压在临床上很常见，可见于各个年龄段，但在老年人中更常见，尤其是合并多种疾病的虚弱老年人。研究发现，体位性低血压与多种因素有关，如年龄（尤其是 80 岁以上的老年人）、高血压、动脉硬化、糖尿病、自主神经系统疾病（帕金森病等）、炎症反应、心房颤动、服用某些药物等。体位性低血压是老年人晕厥或晕倒的重要危险因素，需高度重视。

医生漫话

属于体位性低血压的人群，尤其是老年人，日常生活中要格外注意体位变化。起床或久蹲时不宜立刻起立，应该稍微休息片刻，如先坐在床边活动下肢，休息 2~3 分钟再起床。避免因大便干燥而用力排便的情况，这是因为用力排便或憋气等，会增加腹腔压力，导致血液上流时阻力增加，加重体位性低血压。一旦出现体位性低血压要及时卧床或蹲下休息。

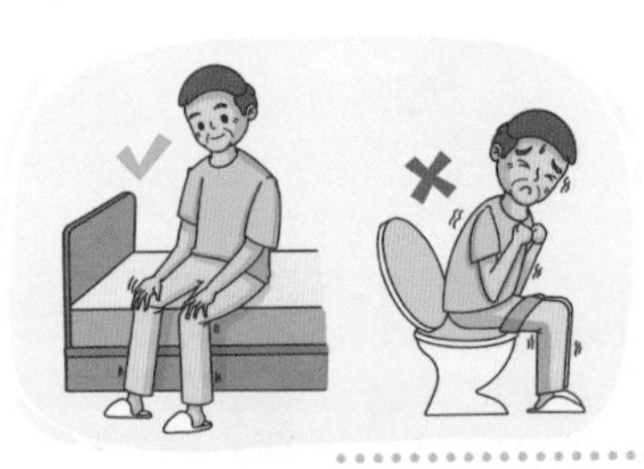

此外，老年人最好在床边或马桶边安装扶手，避免摔倒。还可以使用腹带或尝试穿弹力袜，以增加静脉回流。同时还需配合适当的锻炼。如果仍不能缓解，可在医生指导下进行药物治疗。

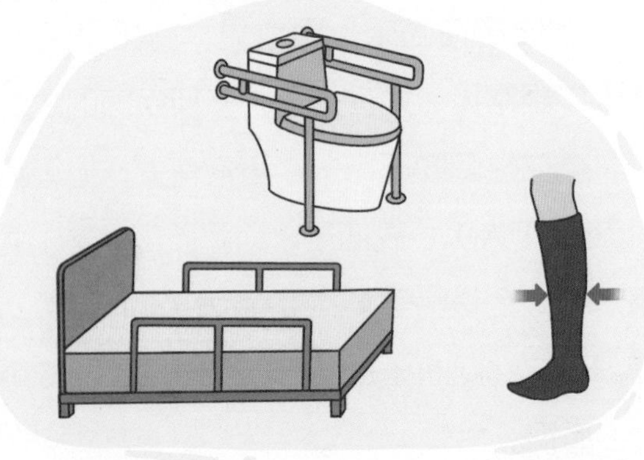

（3）高血压患者服用降压药导致的低血压。高血压患者也会出现低血压，多见于降压药服用不合理。一方面，由于降压药的种类不适合，导致服药后出现低血压。此外，一些短效降压药也会因为起效迅速导致低血压，如硝苯地平片。另一方面，服用降压药的剂量过大也会导致低血压。

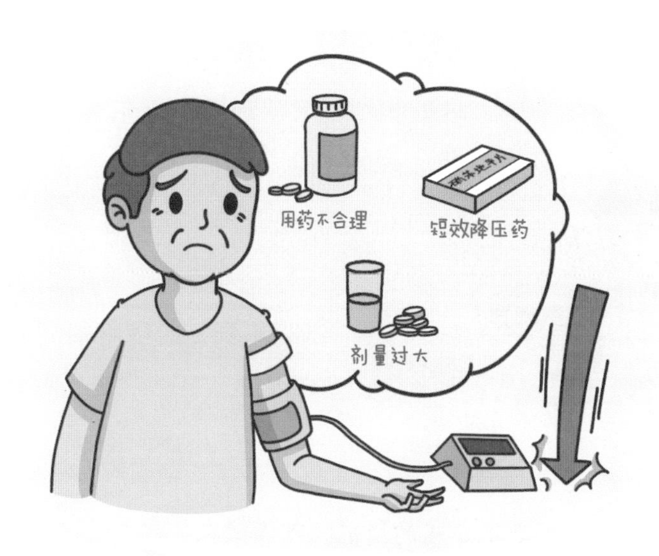

高血压患者如果血压长期剧烈波动，其危害性甚至远远高于血压一直偏高的情况，比如可造成脑梗死等靶器官损害。因此，高血压患者在接受降压药物治疗的过程中，需要监测血压，如果出现血压过低或经常出现低血压症状，应及时调整治疗方案，视情况调整降压药物的种类或减少药物的剂量，以维持血压稳定。

医生漫话

需要提醒的是，很多老年人常备硝酸甘油，出现任何不适时都习惯性地含 1 片，这是不对的。体位性低血压的人更要注意，因为硝酸甘油会扩张血管，加剧低血压。

（4）餐后低血压。由于饱餐后消化系统比较活跃，血液大量聚集到胃肠道，帮助消化食物和吸收营养物质，与此同时，外周的血容量下降，血压下降，脑供血减少，就会出现精神萎靡、头晕、头昏沉、眼前发黑、四肢乏力、走路不稳、心慌等餐后低血压症状。

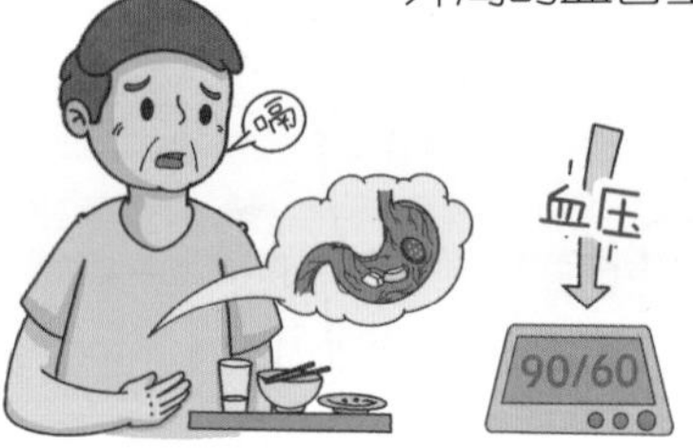

医生漫话

若有餐后低血压的情况，可尝试在餐前或进餐时适量饮水，增加血容量，预防餐后低血压的发生。平时注意少食多餐，避免暴饮暴食，不饮酒，餐后适当休息。

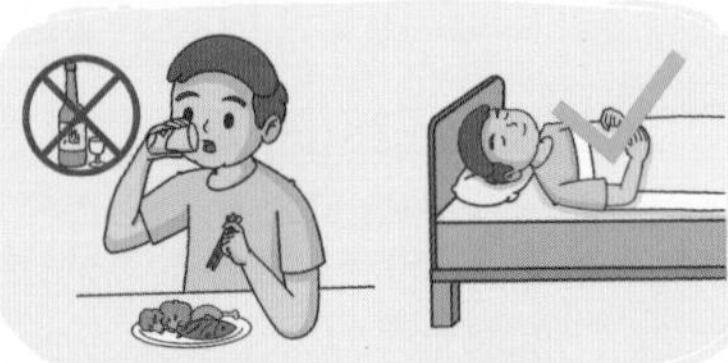

（5）继发于其他疾病的低血压。有些低血压继发于身体其他疾病，最常见的是心血管疾病中的心功能不全。重度主动脉瓣狭窄、主动脉瓣关闭不全、缩窄性心包炎、心动过缓等疾病也是因为心脏射血减少引起低血压。

部分神经系统疾病也会导致低血压，如多系统萎缩、完全性自主神经功能衰竭、脊髓空洞症等疾病，因可以维持血压的神经调节受影响，表现为血压下降。

此外，内分泌系统疾病，如甲状腺功能减退症、肾上腺素皮质功能减退症、腺垂体功能减退症等疾病也会由于内分泌调节功能下降，导致血压下降。

因此，持续的低血压需及时就诊，排查有无引起血压下降的疾病，然后治疗原发病。

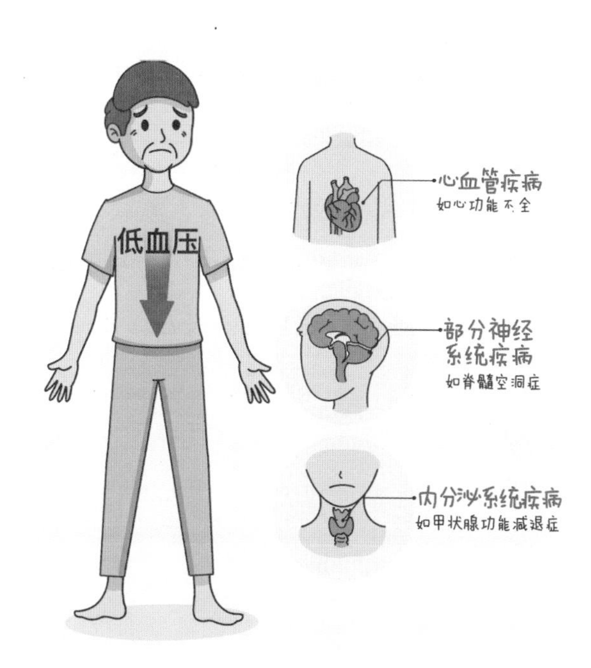

3. 急性低血压

急性低血压，是指由于各种原因使患者的血压突然从正常或较高的水平下降，进而导致心、脑、肾等重要脏器缺血，轻者出现头晕、眼前发黑、冒冷汗、心慌、少尿等症状，严重者出现休克、意识不清、晕厥甚至死亡。

常见的原因有：急性心肌梗死、恶性心律失常等，导致心脏射血减少，血压下降，称为心源性休克；各种原因如外伤导致大量失血，血容量不足，血压下降，称为失血性休克；因药物或者食物造成严重过敏，血管通透性降低，血浆外渗，血容量下降，导致血压下降，称为过敏性休克。

医生漫话

急性低血压起病急，症状重，进展快，会对身体造成严重的损害，甚至威胁生命，因此需紧急就医，采取措施升压，并治疗原发病。

血压作为重要的生命体征，过高或者过低都会对人体产生严重的危害。相较于高血压，低血压在人群中的知晓率低，人们往往忽视其危害，从而延误治疗，造成严重的后果。因此，低血压也要引起重视。

第二章 血压高≠高血压，你未必真的了解高血压

你是否有过同样的经历，偶尔一次测量发现血压高，就自认为得了高血压？其实不然。血压的变化和很多因素有关，比如情绪、饮食、运动等，高血压的诊断可不仅仅是通过一次测量血压就能搞定的，它的学问可多着呢。让我们一起来了解一下吧。

老爸，闲来无事给您测个血压吧
我血压正常，没必要
测测放心嘛
我难道有高血压了？
155/95

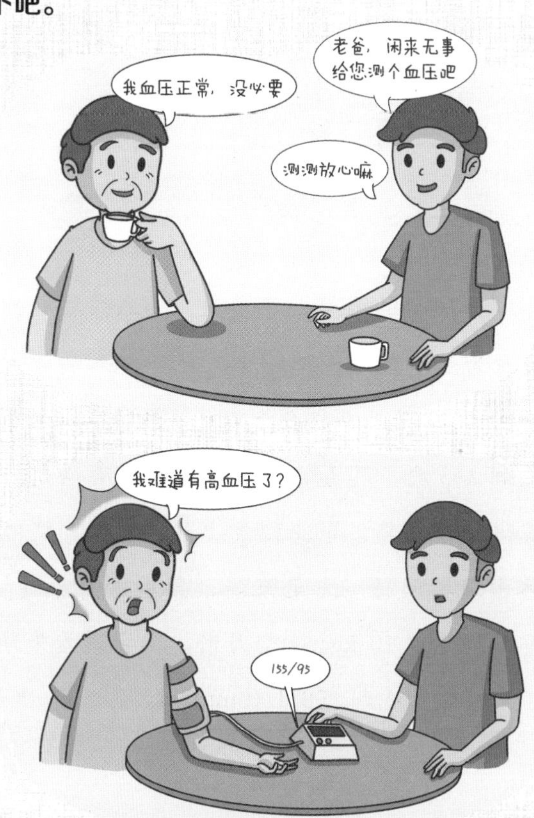

第一节 血压高了，先别着急吃降压药

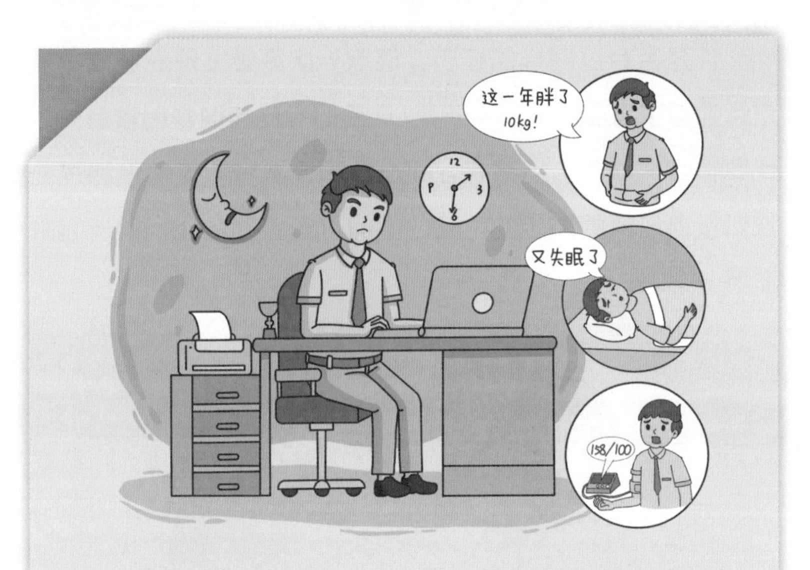

去年，24 岁的小李大学毕业，因成绩优异被知名银行录取为业务经理。工作中，他不甘人后，表现积极，拼劲十足，处处严格要求自己，经常加班到深夜，每周应酬 2~3 次。可喜的是，有付出就有回报，小李多次获得领导嘉奖，事业稳步上升。然而，这时候他的身体出现了问题：先是失眠，其后体重飙升，1 年内体重增加超过 10 kg。1 个月前，小李因为头痛，测量血压，数值竟达到 158/100 mmHg。

因为父亲也有高血压，小李深知高血压的危害，也知道应该及时就医，但恰逢单位最忙的时候，经常加班熬夜，根本没时间去医院。小李记得父亲经常吃一种叫“达爽”的降压药，就抽空去药店买了一个月的药，先吃吃看。

然而，最近2周，小李开始出现轻微干咳，冷空气刺激后会加重，但不发烧。他以为受凉感冒了，服用感冒药后仍然不见好转，于是去医院就诊。

医生经过询问病史、进行体检后告诉小李，他的血压高可能与不健康的生活习惯有很大关系，咳嗽是他服用降压药的不良反应。建议小李先改变不健康的生活方式、坚持锻炼，停用降压药，按时监测血压，3个月后复诊。

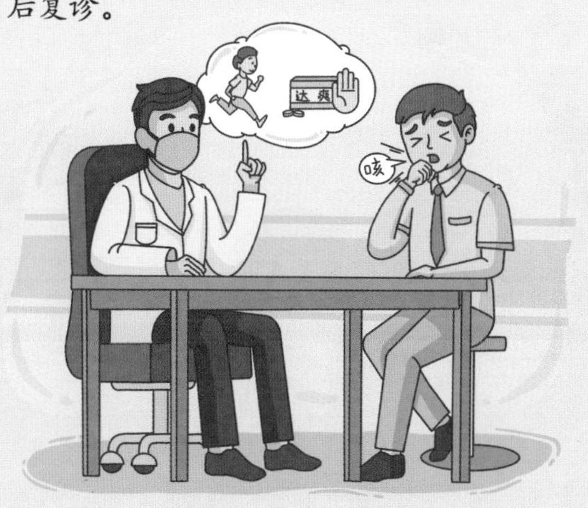

高血压是危害人类健康的常见慢性疾病，因多见于老年人，传统观念曾一度认为这是一种“老年病”。但近年来，随着人们生活水平的提高、生活节奏的加快、生活压力的增大以及生活习惯的改变，高血压的患病人群逐渐年轻化。

发现血压升高，尤其是中青年血压轻度升高，先别着急吃降压药。首先反思一下有没有导致血压升高的不健康的生活方式，如偏爱重口味、不爱运动、体型偏胖、偏爱烟酒、精神压力大、熬夜等，再细数下日常生活中的那些陋习，寻找日常生活中那些降压良方，或可亡羊补牢，挽救一下你飙升的血压。

一、饮食陋习及降压对策

陋习 1：饮食过咸

对策：减少钠盐摄入

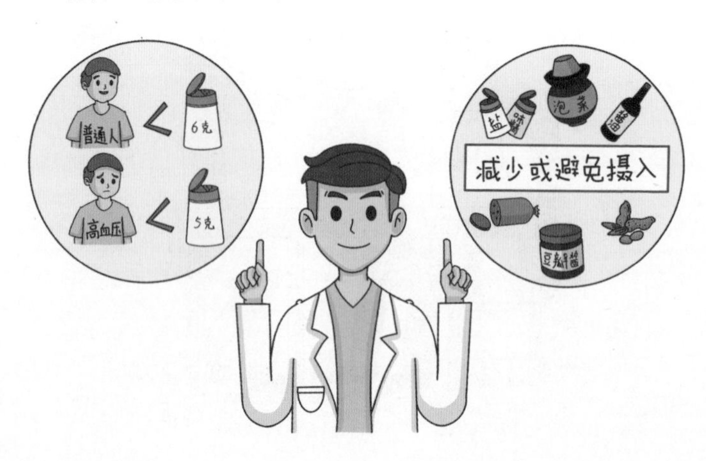

研究表明，钠盐摄入过多会引起血压升高。减少钠盐的摄入是防治高血压的重要措施。世界卫生组织建议每人每天食用的盐量少于 5 g（包括酱油和其他食物中的含盐量）。然而，全球范围内人均食盐量每天仍高达 8~15 g。《中国居民膳食指南（2022）》建议每人每天摄入盐的量控制在 6 g 以内，高血压患者每天摄入盐的量则不超过 5 g。

怎样减少钠盐的摄入呢？研究表明，我国居民膳食中，75% 的钠盐来源于炒菜中的食用盐，因此，控制食用盐的量是控制钠盐摄入的重要方法，建议在烹调时尽可能使用定量盐勺，可起到衡量及警示的作用。剩下 25% 的钠盐来源于含盐量较高的调味品及腌制品，如咸菜、酱油、豆瓣酱、火腿、各类炒货等，高血压患者建议减少甚至避免这些食物的摄入。

陋习 2：饮食过于油腻

对策：减少高脂肪、高胆固醇及饱和脂肪酸的摄入

富含高脂肪、高胆固醇及饱和脂肪酸的食物有动物内脏、肥肉、蛋黄、奶油、糕点、方便面、油炸食品等。这些食物可导致脂肪代谢异常，增加血管动脉粥样硬化的程度，造成血管硬度增加和弹性下降，使得血压升高。

因此，血压升高后要跟炸鸡、奶茶、奶油蛋糕、冰激凌等高脂肪饮食说再见啦。建议增加不饱和脂肪酸（包括单不饱和脂肪酸和多不饱和脂肪酸，单不饱和脂肪酸包括橄榄油、茶籽油、核桃油、亚麻籽油等，多不饱和脂肪酸主要来自深海鱼类）的摄入。

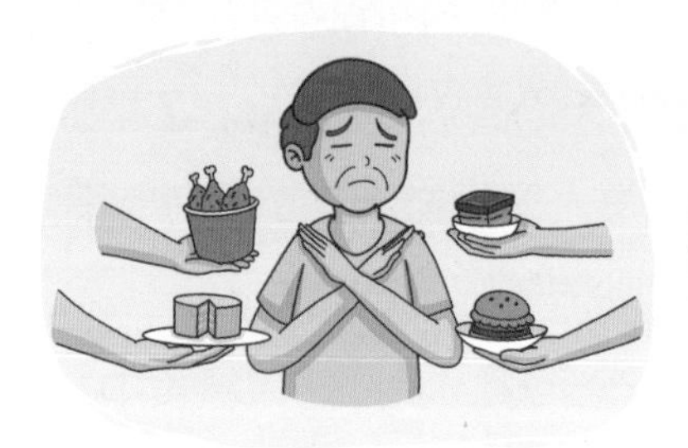

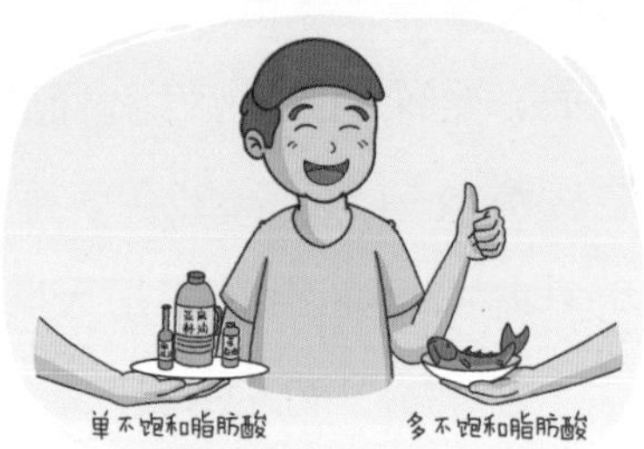

陋习 3：饮过浓的茶、喝过浓的咖啡

对策：饮清茶、喝适量咖啡

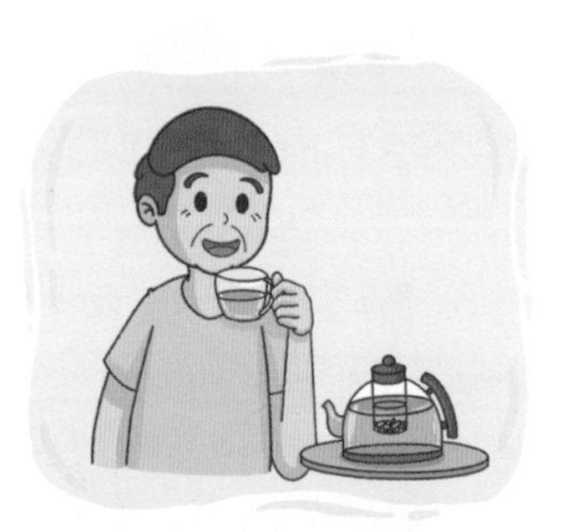

长期饮用浓茶及浓咖啡可激活交感神经、增加内皮缩血管因子释放，增加血管的紧张性，使心率增加，血压升高。多饮水或饮清茶，可在一定程度上降低血压。

二、饮食降压攻略

攻略 1：增加富含钾、镁等微量元素食物的摄入

研究表明，增加含有钾和镁的食物的摄入，可以促进排出体内多余的钠，降低血压。

钾、镁这些微量元素可以从新鲜的蔬菜瓜果中摄取。比如橙黄色的水果（橘子、橙子、香蕉、木瓜、杧果等）、豆类蔬菜（扁豆、豇豆、四季豆、黄豆芽、豆苗等）、其他深色蔬菜（番茄、彩椒、丝瓜、韭菜、甘蓝、苋菜、空心菜、油菜等）。此外，干果中的钾、镁含量也比较高，可适当增加摄入。

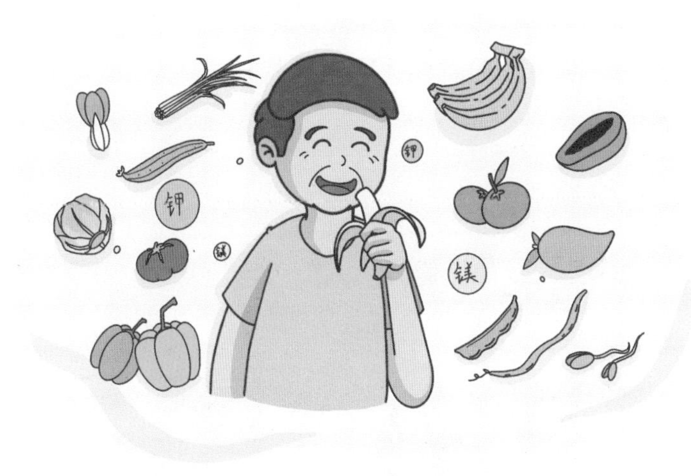

医生漫话

需要说明的是，通过食物补充钾、镁微量元素是安全有效的，不建议服用补钾、补镁的药物，尤其是肾功能不好的患者，因为过高的血钾会加重肾脏负担，引起心脏骤停。

攻略 2：增加粗粮、全麦等富含膳食纤维食物的比例

食物中的膳食纤维是以多糖为主的高分子物质，不能被人体消化吸收，但进入肠道的膳食纤维可以促进肠道的蠕动，减少人体对胆固醇等物质的吸收，促进排泄，预防便秘。

富含膳食纤维的食物包括苹果、菠萝等水果，芹菜、萝卜等蔬菜，还有红薯、南瓜、燕麦等。日常饮食中建议增加富含膳食纤维的食物，用粗粮代替精米精面，有利于降低血压。

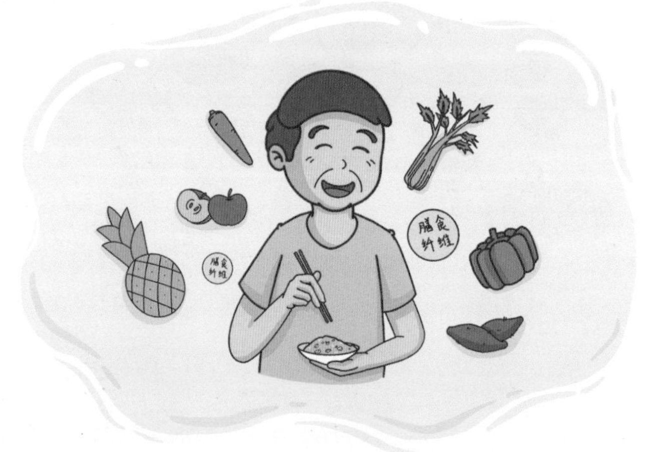

攻略 3：增加优质蛋白的摄入

研究表明，增加优质蛋白的摄入可以减少高血压的发生。原因可能是增加优质蛋白的摄入可减少肝脏低密度脂蛋白的合成，减少脂代谢紊乱。

富含优质蛋白的食物包括鱼虾、去皮禽肉、蛋清、牛奶、酸奶、豆制品等，但要相应地减少牛、羊肉等红肉的摄入。

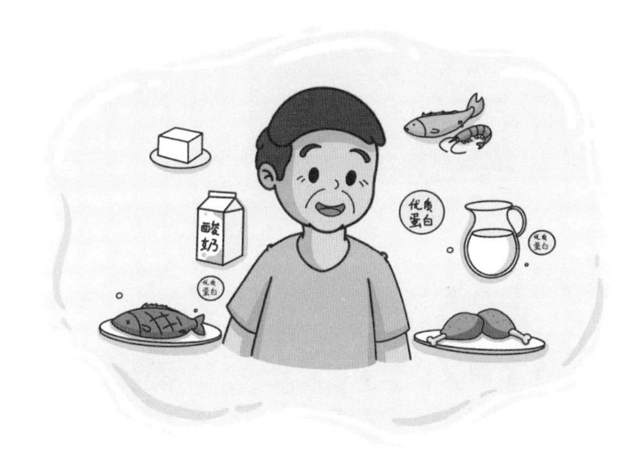

三、控制体重降压法

《中国高血压防治指南（2018 年修订版）》建议，所有超重和肥胖的高血压患者需减重，从而降低高血压、高血脂等疾病的发生。

自测：你的体重指数和腰围是否超标?

自我评判是否超重或肥胖，建议通过计算体质指数（BMI）和测量腰围来评价，其中，BMI= 体重（kg）/ 身高 ^{2}（m^2）。健康状态下，需要将 BMI 维持在 18.5~23.9 kg/m^2，同时评估是否有腹型肥胖，建议男性腰围不超过 90 cm，女性腰围不超过 85 cm。

减重对策 1：减少饮食摄入

在保证膳食均衡及日常代谢所需热量充足的基础上，减少每日总热量的摄入，控制高热量食物（高脂肪食物、含糖饮料、酒类等）的摄入，适当控制碳水化合物的占比，增加富含优质蛋白、膳食纤维及维生素食物的摄入。

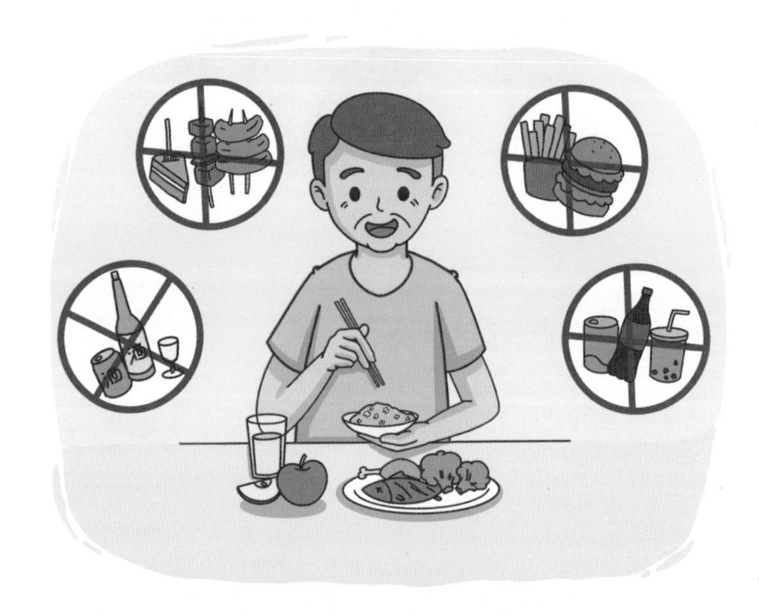

减重对策 2：运动疗法

在饮食控制的基础上，配合适当运动。建议每周坚持运动 4~6 次，每次 30 分钟以上，以有氧运动为主，无氧运动（高强度大运动量短时间内的运动项目）作为补充。有氧运动包括慢跑、步行、爬山、骑自行车、游泳等，此外，广场舞、太极拳也可以练起来。运动强度因人而异，以中等强度的运动为最佳。中等强度的运动是指能使心率达到最大心率（最大心率 =220- 年龄）的 60%~70% 的运动，这有助于维持血压的稳定。

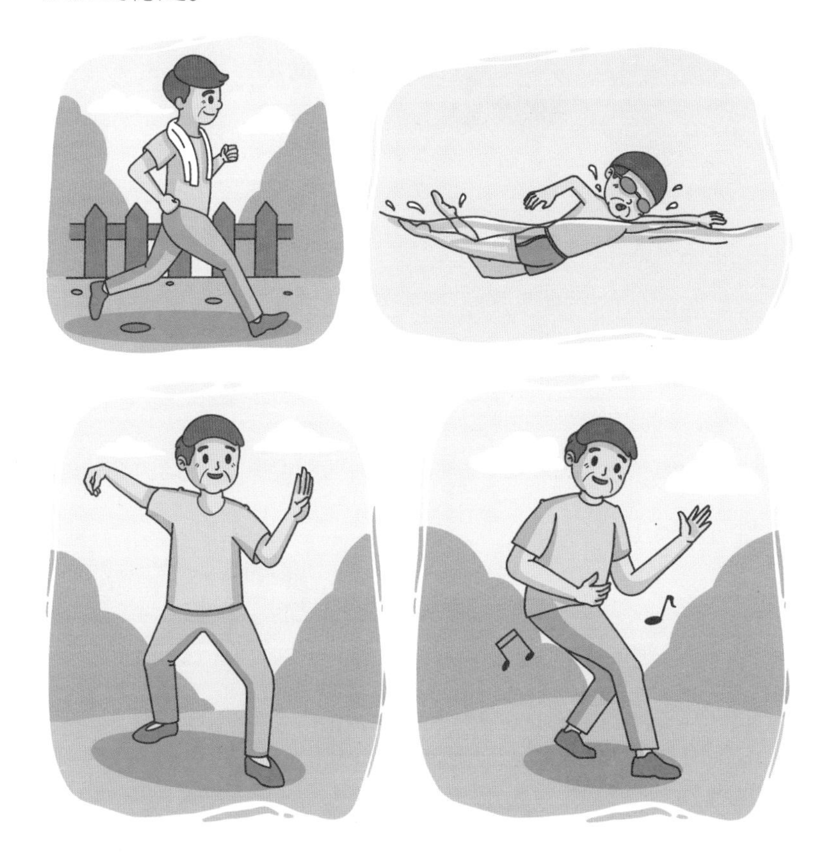

通过以上“调整饮食 + 运动”的方案，可每周减重约 0.5 kg。建议将减重目标定为一年内减少 5%~10% 的初始体重。

四、戒烟限酒同样可以降压

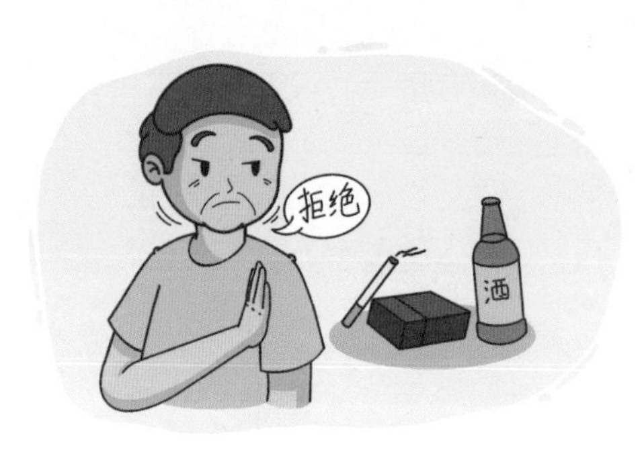

烟草中的尼古丁等成分，通过激活人体的交感神经系统以及损伤血管内皮，使血管张力增高，血压上升。因此血压升高者需要戒烟。

血压升高者也需要限制饮酒。研究表明，过量饮酒可显著增加高血压的发病风险，且发病风险随着饮酒量的增加而增加，限制饮酒可使血压降低。建议高血压患者戒酒，如不能戒酒，则应少喝并选择低度酒。

饮酒量具体要求：男性每日总的酒精摄入量不超过 25 g，女性不超过 15 g；男性每周总的酒精摄入量不超过 140 g，女性不超过 80 g；其中，白酒、葡萄酒、啤酒每

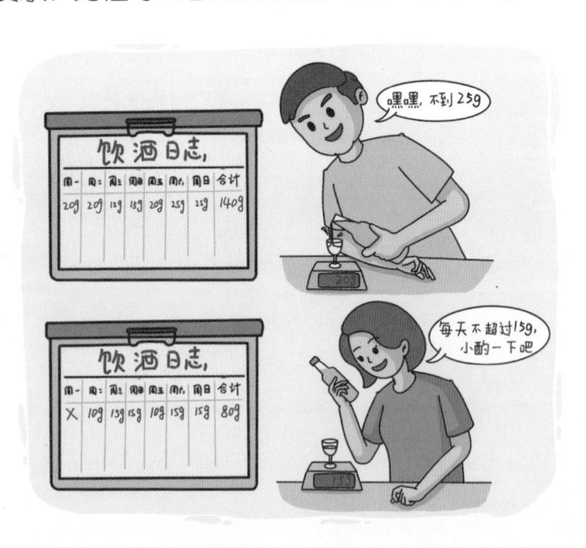

日总的摄入量分别少于 50 mL、100 mL、300 mL。

五、减压降压法

当今社会，由于繁重的工作和快节奏的生活，年轻人普遍背负着巨大的精神压力，部分人甚至出现了心理问题，包括抑郁症、焦虑症、社会孤立、缺乏社会支持等，这些精神压力通过影响神经内分泌系统，造成血压升高。

您可以用自己喜欢或习惯的方式，例如向朋友倾诉、旅行、运动等，定期疏解压力。此外，拒绝熬夜，每天保证 7~8 小时睡眠。

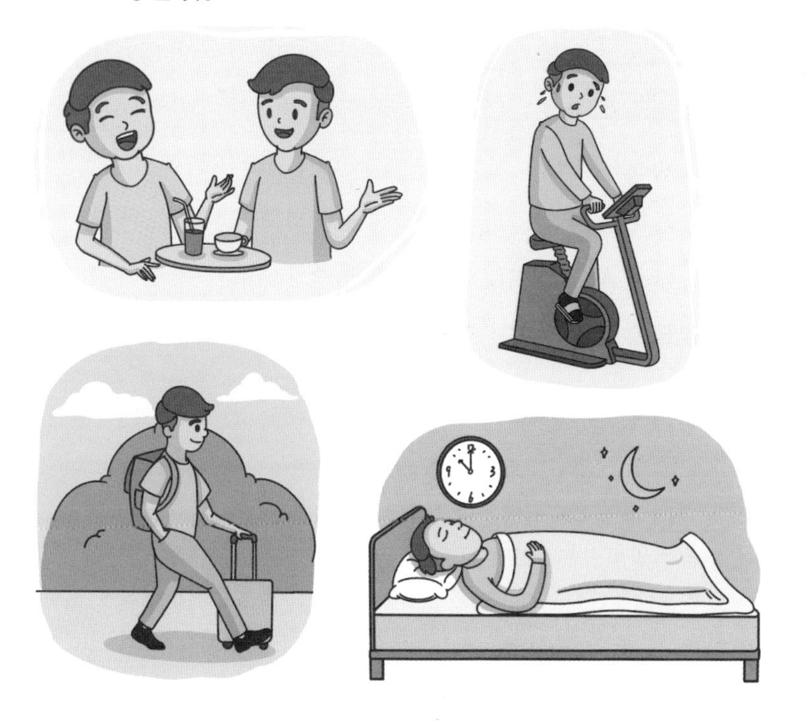

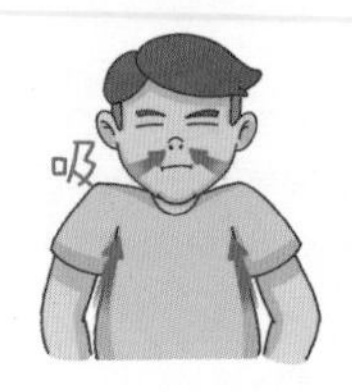

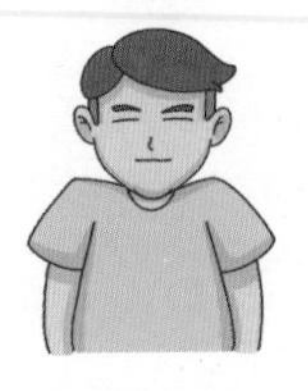

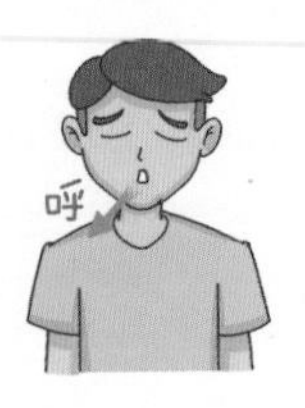

也可以学习钟南山院士的“深呼吸减压法”：呼吸时，微垂眼帘，慢慢由鼻孔吸气，吸气过程中，胸廓会自然地上提，腹部会慢慢鼓起，再继续吸气，使整个肺充满空气。这时，肋骨部分会上抬，胸腔会扩大，5~10 秒后屏住呼吸停顿 2~3 秒，之后再慢慢地呼气，然后再开始新一次的呼吸。这种深呼吸减压法不仅调节心态，还能调节心律，对降低血压也有帮助。

医生漫话

轻度的血压升高（即血压小于 140/90 mmHg）可通过改善生活方式降压，若血压恢复正常，继续保持健康的生活习惯，记得定期测血压；若血压仍然偏高，则应尽早看医生，遵医嘱规律地服用降压药，保持健康生活方式，定期随诊。当出现严重的心理问题时，应积极看心理医生，寻求心理疏导。

对生活方式的干预，包括合理饮食和适当运动，在任何时候对任何高血压患者都是必要的。这不仅是治疗高血压的前提和基石，也是提高血压控制达标率的重要措施。

——《中国高血压防治指南》

第二节 反复血压高，去看哪个科？

高血压由多种因素引起，可影响全身血管，常造成心、脑、肾、眼底等多个器官的损害，与多个系统相关联。因此，“反复血压高，该去看哪个科”这一问题，常给高血压患者造成困扰。有人不断往返于心内科、神经内科、肾内科、内分泌科。针对这一问题，我们做了一份高血压的就诊指南，学习这份指南，会让您对高血压有更好的认识。

一、就诊前请做好“功课”

（1）每天在早晚的固定时间测量血压，最好连续测量1周并记录。

（2）若出现头晕、头痛或胸闷、心慌，应立即测量血压并记录。

（3）若已服用降压药，请记住降压药的名称，测量并记录服药后的血压。

二、去医院挂号

挂号处

问：反复血压高，该挂哪个科呢？

答：血压高未必是高血压，若要确诊高血压，首选高血压门诊，若医院未设立该门诊，首选心内科。

三、确认诊断

单凭自己在家测量的血压，不足以让医生直接下高血压诊断，还需要结合病史，并测量诊室血压。

为了解您的血压情况，医生一般会询问以下问题：

- 您在家测量的血压一般都维持在多少？
- 您的最高血压达到多少？
- 您是否是在活动后、情绪激动或紧张时测量的血压？
- 血压高时，您是否有头晕、头痛、胸闷等不适？
- 父母或者兄弟姐妹有高血压吗？
- 平常生活习惯怎么样？工作压力大吗？经常熬夜吗？
- 发现血压高后吃过降压药吗？
- 吃降压药期间，血压一般控制在多少？

医生漫话

医生会帮您测量诊室血压，左、右上肢各测量一次，以便能更好地评估您的血压情况。为进一步明确高血压的诊断及类型，可能还需要进行24小时动态血压监测。

四、完善相关检查，排查继发性高血压的因素

问：都已经确诊高血压了，为什么不直接开药，而是先做检查？

答：高血压分为原发性高血压和继发性高血压，为了明确病因，必须进行相关检查。

因此，刚被诊断为高血压的患者，都应该进行常见的继发性高血压筛查，尤其有以下特点的患者：

（1）高血压严重且顽固，尤其是 2 级以上高血压，且多种降压药联合降压，血压仍控制不好者。

（2）发病年龄 <40 岁的高血压患者，尤其是二三十岁就发现血压高的患者。

（3）血压常常突然升高，伴有脸色苍白、心慌、无力等情况，短暂且反复发作者。

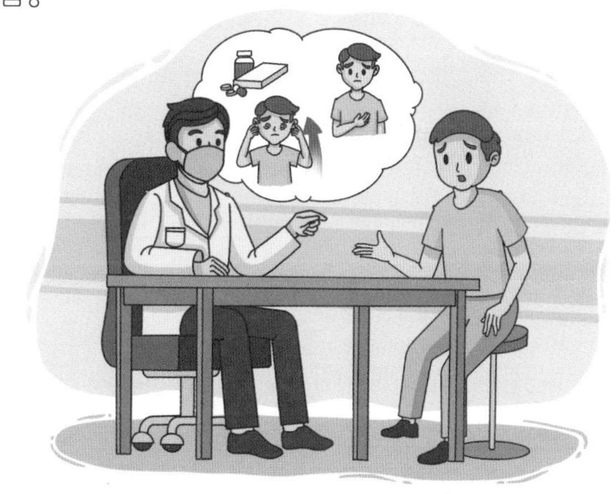

五、继续相关检查，排查靶器官受累

如果高血压多年，可能还需要做相关检查。听到还要做检查，有些患者就带抵触情绪了，常抱怨：“怎么还要做检查啊？”

高血压就像机体的“蛀虫”，悄无声息地伤害着心脏、肾脏等器官，既然发现血压高多年，您不想看看自己的身体有没有受到牵累吗？此外，排查高血压靶器官受损，更重要的是为了选择更合适的降压药，尽早把受损的靶器官保护起来。

1. 心脏的筛查

需要完善心电图、心脏彩超等检查，若有间断的胸闷、胸痛，还需要行冠脉 CT 检查。若这些检查有异常，则需要去心内科就诊，给予相应的治疗，减少伤害。

2. 肾脏的筛查

需要完善腹部彩超、肾脏功能、尿常规等相关检查，排查有没有引起高血压肾病。若有异常，则应去肾内科就诊。

3. 头颅的检查

完善颈部血管超声，测量颈动脉内膜中层厚度，行头颅 CT 或 MRI。若有问题，则应去神经内科就诊。

4. 眼底的检查

需要完善眼底镜检查。若有异常，则应去眼科就诊。

六、进一步完善相关检查，进行心血管风险分层

有些患者一听，立马不高兴了，质问道："为什么还要检查啊？"

高血压是代谢综合征的一部分，是引起心血管疾病的"嫌疑犯"之一，既然已经发现了它，就应该一鼓作气，抓到其他"同伙"，对于可以纠正的问题，好好进行"改造"，尽早治疗。此外，若发现较多不能纠正的问题，那只能尽早开始降压，严格控制血压，才可以使心血管疾病的风险降低。这就是对高血压患者进行心血管危险分层的意义。

那么，寻找其他的"嫌疑犯"，还需要做哪些检查呢？化验血脂、血糖、血尿酸、同型半胱氨酸、肾功能、尿微量白蛋白、颈动脉内膜中层厚度、糖化血红蛋白等，应在医生指导下择项检查。

七、因人制宜，医生开具降压处方

医生会根据血压的情况及以上相关检查，开具适当的降压处方，并且患者要遵医嘱，日常需要监测血压，及时随诊。

走到这一步，门诊高血压的流程已经结束了，但最重要的一步——高血压的治疗才刚刚开始。此时根据您血压的情况和相关的化验检查，医生已经开具最合适的降压处方，不管是生活方式干预，还是药物治疗，亦或是治疗其他引起血压增高的疾病，都需要您谨遵医嘱，定期监测血压，评估降压疗效。若仍不达标，则继续到高血压门诊就诊，调整治疗方案，直至血压达标。

医生漫话

很多人认为看高血压太麻烦，还不如直接去药店买点药吃呢。这可大错特错，高血压初诊时可无症状，一旦时间长了，靶器官损害将会不可逆，严重影响健康，因此，高血压的诊断切忌“草率”。此外，高血压的治疗也是个漫长的过程，需要自我管理，持之以恒。

第三节 高血压的症状，个体差异大

高血压起病缓慢，缺乏特定的临床症状，个体差异非常大，这主要与患者自身对高血压的耐受程度有关。有些人可以毫无症状，只在体检时发现血压升高；有些人，当出现不可挽回的靶器官损伤时，才发现自己早已经得了高血压；还有些人血压稍一升高，便会出现明显不适，如常见的头晕、头痛，严重者可表现为难以忍受的头痛、胸痛、呼吸困难等。

当您出现以下任何一种症状时都应该谨慎对待。

一、不痛不痒，毫无症状

无症状性高血压不能轻视！
我身体没有任何不适啊
170

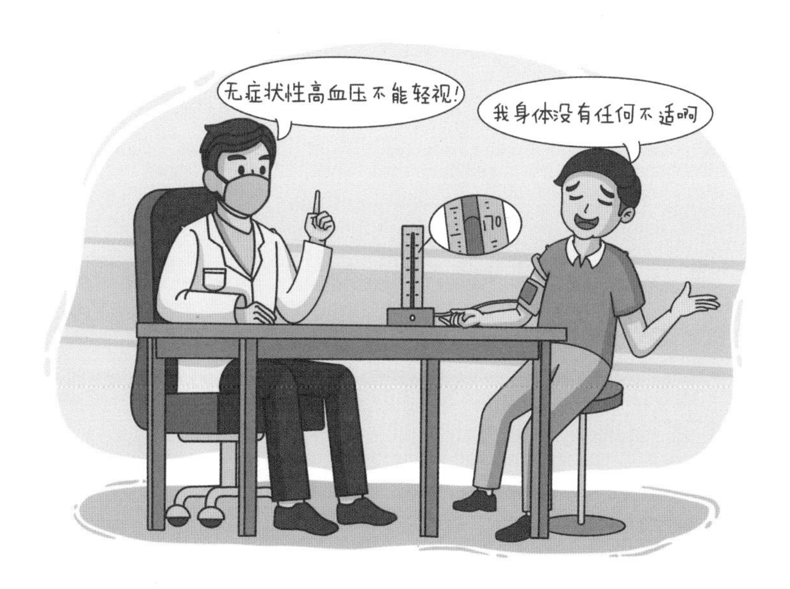

今年单位查体，老李的血压 170/100 mmHg，但他没有任何不适，医生一再强调高血压的危害，老李依旧嘻嘻哈哈，完全不在意。有研究表明，5%~10% 的高血压患者没有任何不适，称为无症状性高血压。

为什么这一类高血压患者没有任何不适呢？一方面，可能是因为他们“感觉迟钝”，比如一些老年人或糖尿病神经病变的患者对机体的反应可能不敏感；另一方面，血压升高是一个缓慢且递进的过程，从血压正常逐渐升高到高血压 3 级可能需要数十年，在这个漫长的过程中，身体慢慢适应了高血压这一状态，因此不会感到任何不适。

医生漫话

这类高血压患者是否应该感到庆幸？当然不是。无症状性高血压更需要引起重视，因为没有了身体的警示信号，人们很容易忽视日常的血压监测，不能及早发现高血压，直至出现不可逆的身体损伤，延误治疗。

二、头晕、头胀、头痛

头晕、头胀、头痛是最常见的高血压症状，这些不适症状一般在活动后或者休息不好的时候加重，在血压下降后便消失。

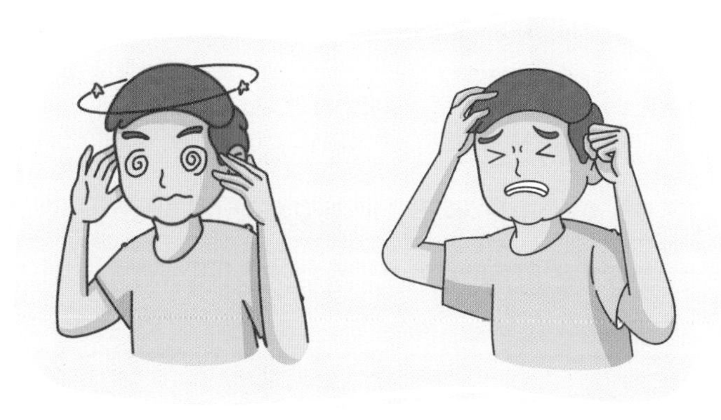

血压高为什么会引起头晕、头痛呢？这是因为，脑血管对血压的变化比较敏感。血压升高以后，一方面会导致脑血管管壁受到的血流冲击力增加；另一方面，颅内动脉血压升高可以引起脑血管扩张、颅内压升高，从而引起头痛、头晕。此外，长期的血压高可以导致脑内血管发生动脉粥样硬化，造成血管狭窄，血流下降，大脑供血不足，引起头晕、头沉。大脑长期缺血缺氧也会出现注意力不集中、记忆力下降等情况。若出现颅内动脉闭塞或破裂，会造成严重的脑梗死或者脑出血，这是高血压最常见的并发症。

三、胸闷、心慌、乏力

高血压患者常常描述会有这样的感觉："经常心慌、胸闷，有时还会心口痛"或者"全身没劲儿，整天倦怠"。

这是由于血压升高、心脏射血阻力增大，心脏通过增加收缩力以及增加心脏跳动次数来代偿，这时候患者就会感觉心慌。此外，长时间血压升高，一方面，可以引起冠状动脉粥样硬化，造成心肌缺血，出现胸闷、胸痛等症状；另一方面，长期血压高，心肌供血不足，心脏功能下降，骨骼肌等外周组织血供减少，出现周身乏力、倦怠的表现。

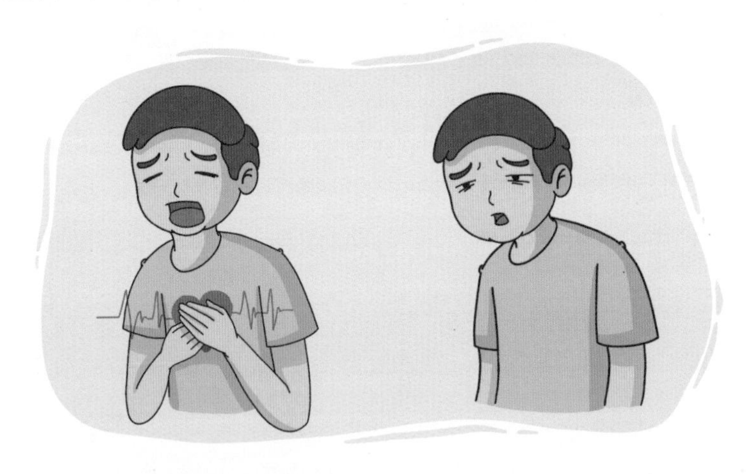

四、视力下降

高血压导致的视力下降常常表现为无痛性，视力会逐渐模糊，尤其是在清晨血压高时，这种感觉更明显。

血压高为什么会影响视力呢？血压突然升高可以导致视网膜动脉痉挛，造成一过性的眼底缺血，引起视力一过性下

最近视力变得更差了
刚起床，视力好像
下降得更明显了

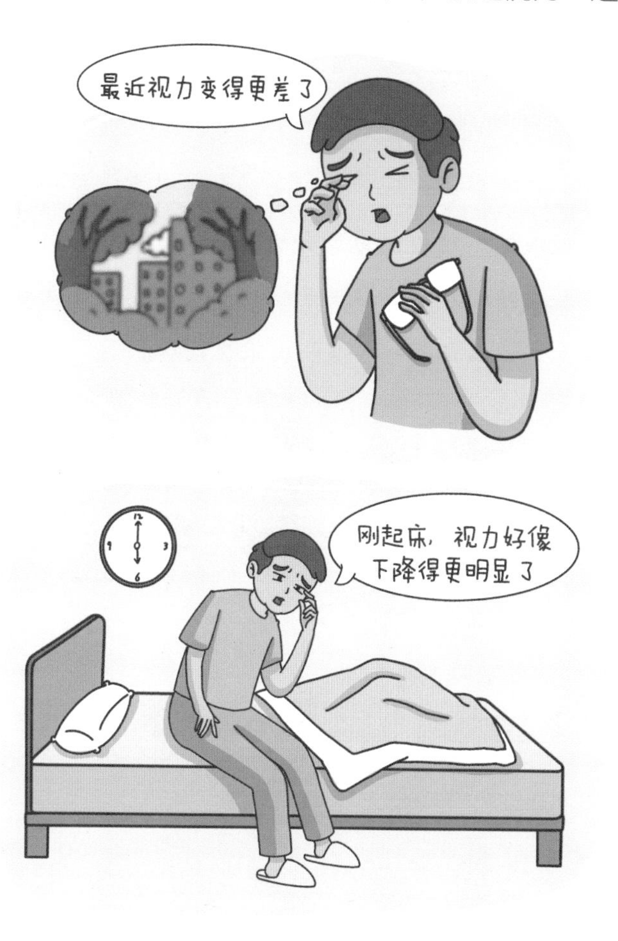

降。长期持续的高血压可以导致视网膜中小动脉的粥样硬化，造成视网膜及视神经长期持续缺血、缺氧，从而引起视力不可逆的下降。严重者，视网膜可出现水肿，视网膜动脉出现

闭塞或破裂出血，表现为突然的视力下降，甚至失明。这种情况需要紧急就医，拖延的时间越长，视力恢复的可能性就越小。

医生漫话

一旦发现高血压眼底病变，一定要进一步排查肾脏疾病。这是因为，有研究表明，高血压对肾脏及眼睛的损害往往同步出现。此外，建议高血压患者每半年到一年做一次眼底检查。

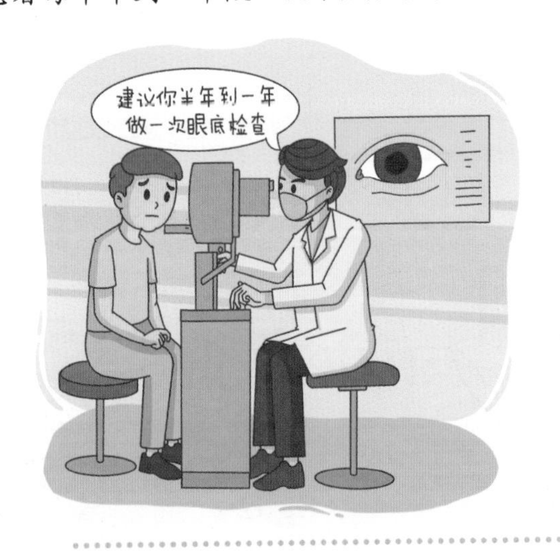

五、夜间尿频、夜尿增多

高血压患者若不能有效控制血压，5~10 年后可能出现高血压肾病，表现为夜间尿频、夜尿多、尿蛋白、肾功能下降。

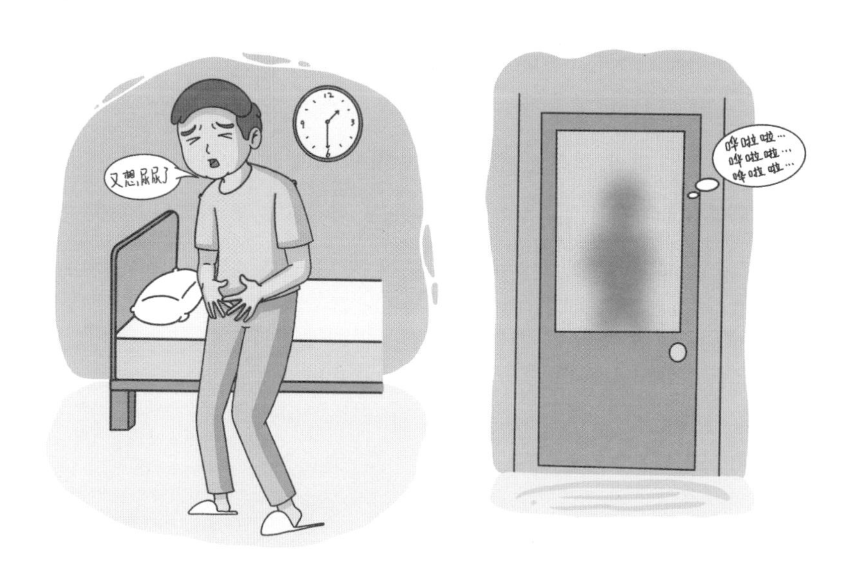

在欧美等发达国家，高血压肾小球动脉硬化已经成为慢性肾功能衰竭的主要病因。这是由于长期的高血压导致肾小球动脉硬化，肾脏的功能单位缺血、坏死。初期由于肾单位对水重吸收功能减弱，可表现为夜尿增多、尿频；后期由于肾脏滤过功能也出现下降，表现为尿少、水肿，最终导致肾功能衰竭。

六、听力下降、耳鸣

邻居刘大爷感觉这几年听力下降得很明显，以为是年龄大的缘故，也没在意。前两天，刘大爷的左耳突然听不清了，他赶紧去医院检查了鼓膜等听觉器官，医生排除了原发性的耳部病变后，测量他的血压为 170/110 mmHg，结合刘大爷 10 多年的高血压病史，并且未曾系统用药，因此考虑是高血压引起的听力下降。

我说你的听力下降
考虑是高血压引起的
你说啥，我听不清呀

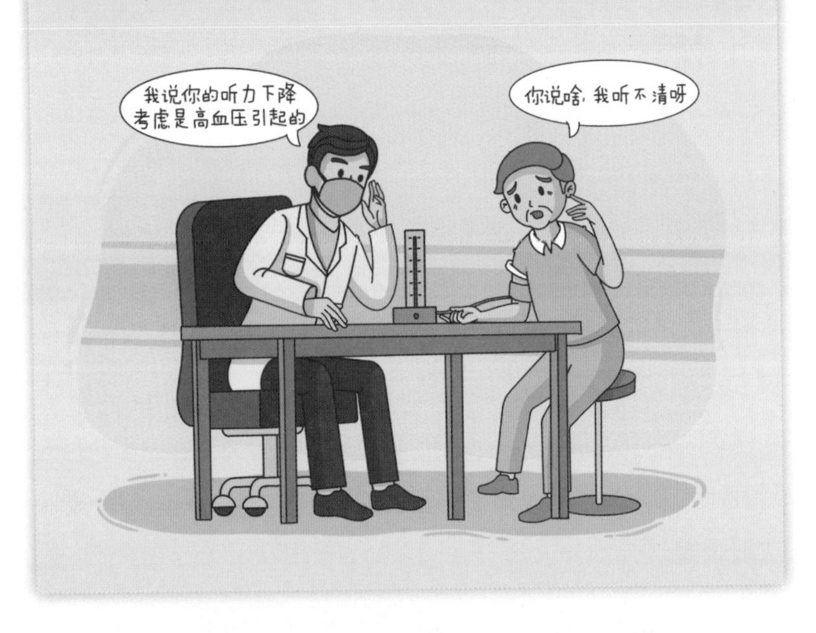

高血压影响听力，主要是因为长期血压过高导致内耳动脉硬化，听觉器官供血不足，并影响听觉神经，从而出现耳鸣、听力下降。因此，长期耳鸣患者或者听力逐渐下降的患者也需要监测血压。有效地控制血压，是预防高血压导致听力下降的主要措施。

七、鼻出血

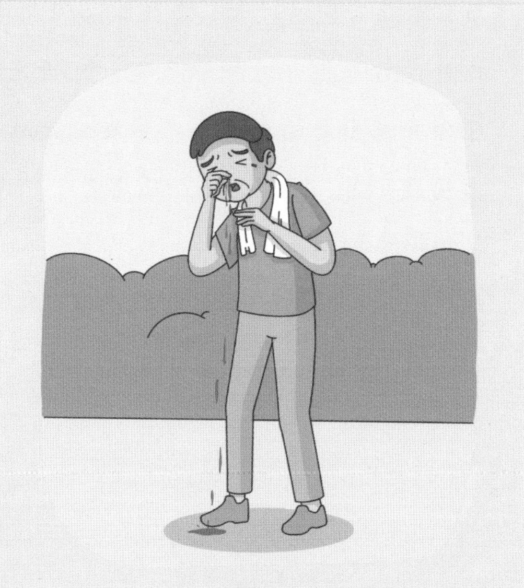

55岁的刘大爷在清晨锻炼身体时突然出现鼻出血，还伴有头痛。由于鼻出血的量比较大，用“抬头拍额头法”以及“棉球塞鼻压迫止血法”都不管用，于是他赶紧去医院。医生为其测量血压，结果为180/100 mmHg，经过紧急处理及降压治疗，刘大爷的血压逐渐降下来了，鼻出血也停止了，考虑这次的鼻出血是高血压引起的。

刘大爷这次的出血部位位于鼻腔后部，这是高血压导致鼻出血的易发部位。血压突然升高，导致鼻黏膜下小血管破裂、出血，此时血压很高，血管弹性差，因此出血量较大，不易止血。

医生漫话

高血压并发鼻出血需要高度警惕，因为鼻出血提示血管脆性较大，血压波动较大且控制不佳。此外，后鼻腔靠近颅脑底部，有研究表明，高血压合并鼻出血的患者，之后发生脑血管意外的概率明显升高。因此，高血压患者一旦出现鼻出血，必须严格控制血压。

八、手脚麻木

部分高血压患者会感到手脚麻木，一般会在晨起出现，多为肢体末端的麻木。这是因为，高血压可引起肢体末梢血管硬化，导致末端供血不足，进一步影响末梢感觉神经，从而出现以上症状。

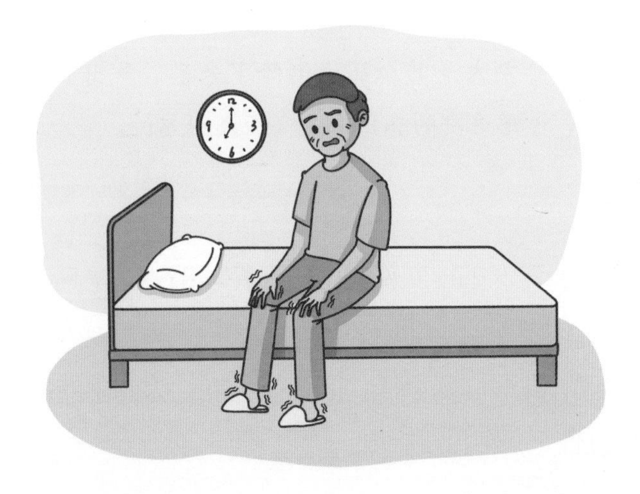

九、面色潮红、失眠等自主神经功能紊乱

高血压患者可出现自主神经功能紊乱，引起面部血管扩张，表现为面色潮红。此外，高血压引起的自主神经功能紊乱也会导致失眠。长期失眠、休息差、精神压力大会进一步升高血压，造成恶性循环。

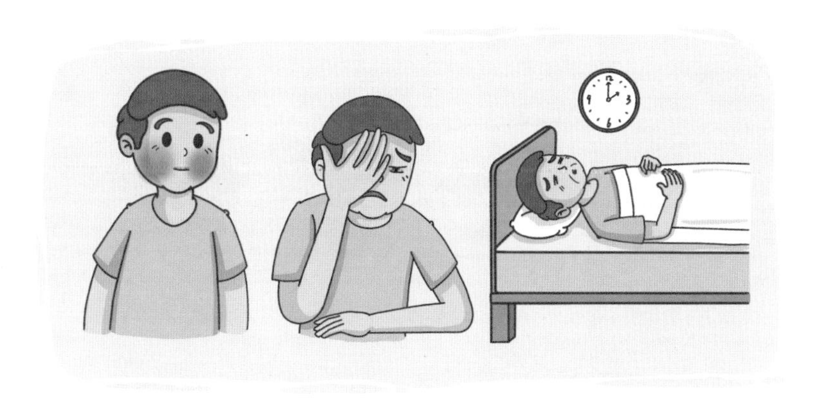

高血压被称为“隐形杀手”，其症状没有临床特异性，表现也各不相同，因此，单纯通过症状来判断血压的高低是不可取的。此外，高血压的症状与高血压的危险程度也不成正比，一旦发现血压升高，需要尽早进行科学干预。

第四节 为什么偏偏是我得了高血压?

“为什么偏偏是我得了高血压？”很多高血压患者有这样的疑问。一起看看下面这些危险因素，您“中枪”了吗？

一、不可忽视的遗传因素

如此健康的生活方式，
值得学习
我有高血压的家族史，
预防胜于治疗

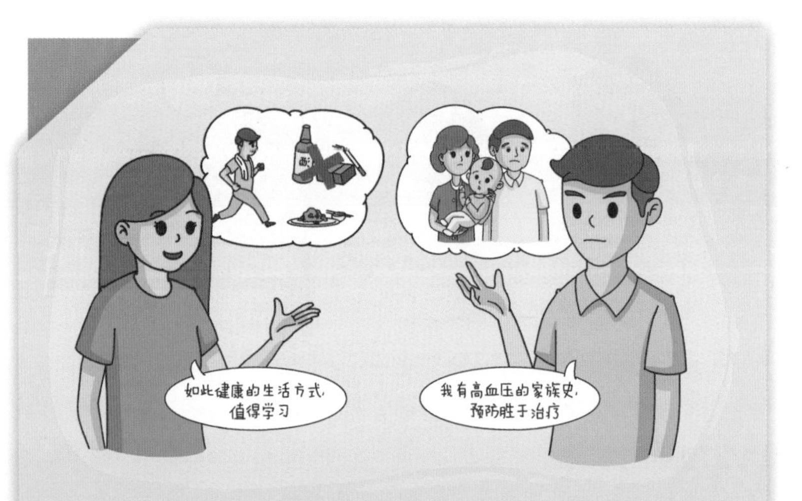

小刘年仅 28 岁却非常注重养生，不抽烟，不喝酒，不熬夜，饮食清淡，日常坚持锻炼，经常遭到同事的打趣：“28 岁的年龄，却过着 82 岁的生活。”小刘严肃地告诉大家，他爷爷奶奶、爸爸妈妈都有高血压，而且爷爷因为高血压脑出血去世。他有高

血压的家族史，得高血压的概率比普通人高，所以他不能像同龄人一样肆无忌惮地“享受”生活。听到这里，大家都赞一句“先见之明”，也开始思考自己的亲人有没有得高血压的。

高血压虽不是遗传病，但具有明显的家族聚集性。研究表明，父母双方患有高血压，其子女约有 50% 的患病概率。父母一方患有高血压，其子女大约有三分之一的患病概率。

高血压的家族聚集性不仅与基因相关，而且也与同一家庭相似的不良生活习惯有关系，比如相似的饮食习惯、肥胖体型等。

医生漫话

有高血压家族史的朋友，可以通过其他可预防的措施，比如健康的生活方式，以降低自己罹患高血压的概率。

二、吸烟、饮酒是高血压的危险因素

吸烟、饮酒是高血压的重要危险因素。烟草中的尼古丁等成分可以激活人体的交感神经系统，同时损伤血管内皮，进而引起高血压。另一方面，过量饮酒可加快心率，也会导致血管内皮受损，血管阻力增加，升高血压。

一旦发现血压升高，应尽早戒烟、限酒，减少烟酒对血压和身体的影响。

三、别忘了自查体质指数和腰围

一旦发现血压升高，需赶紧计算体质指数以及测量腰围。若体质指数超过 24 kg/m^2，腰围超过 85 cm（女性）或 90 cm（男性），则需要减肥，体重减轻可以有效地降低血压。

四、工作压力大、精神紧张也会引发高血压

交感神经系统是控制血压的重要系统。过快的生活节奏，巨大的生活压力，以及长期的精神紧张、失眠、焦虑、抑郁等情绪，都可以直接激活人体的交感神经系统，造成血压增高。

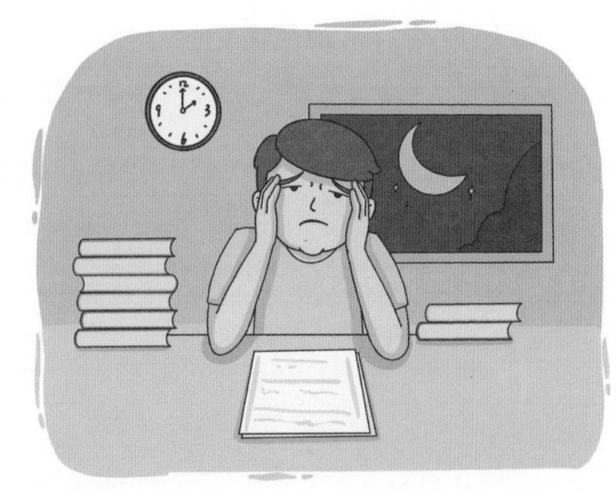

五、高血压偏爱老年人

高血压患者中老年人多见，研究表明，我国 60 岁以上的老年人中，每 2 个人就有一人患高血压，而在 80 岁以上的高龄人群中，高血压的患病率超过 80%。

一方面，随着年龄的增长，动脉粥样硬化的程度逐渐增加，血压升高；另一方面，老年人血压的神经内分泌的调节能力下降，血压高的同时，也容易出现体位性低血压。

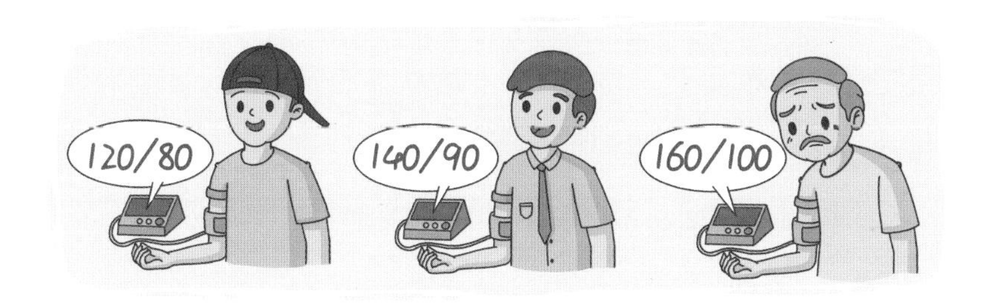

最后偷偷地告诉您，睡觉“打呼噜”的人也容易得高血压。

以上高血压的危险因素，您“中枪”了吗？如果有，从现在开始行动起来吧，一起纠正不良习惯，防治高血压。

第五节 高血压不是老年人的“专利”

一、中青年高血压更需要重视

中青年高血压一般是指发病年龄小于 60 岁的高血压。近年来，随着生活方式、饮食习惯的改变，中青年高血压患病人数越来越多。与老年高血压患者相比，中青年患者的健康管理意识相对薄弱，这部分高血压患者将会是 10 年后心脑血管疾病的重要“后备军”。因此，增强中青年患者对高血压的认识，是高血压防治的重要环节。

相较于老年人，中青年高血压具有独特的临床特征。

1. 交感神经兴奋的特征更为明显

相较于老年人，交感神经系统的过度激活可能是中青年人发生高血压的重要原因。也就是说，紧张、焦虑、压力大、

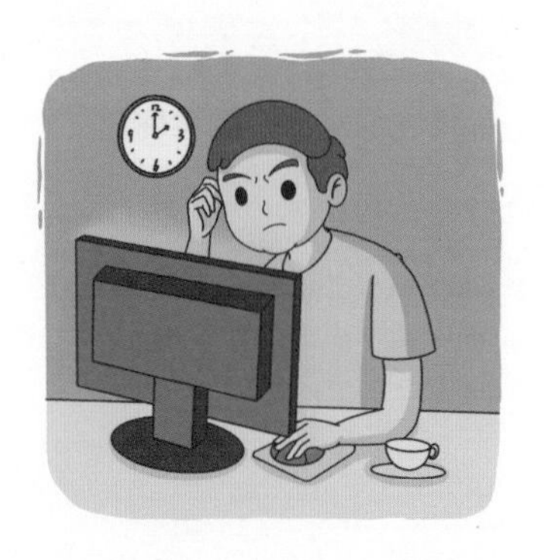

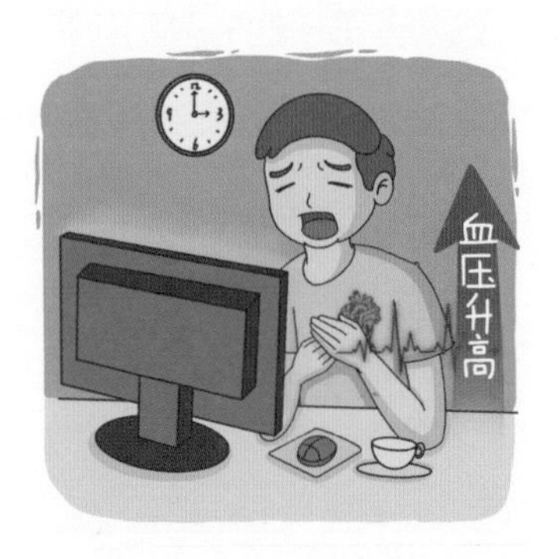

熬夜等引起交感神经兴奋的因素，更容易导致中青年人血压升高。

此外，中青年高血压的症状也与神经兴奋性增高关系更密切，如多合并心率增快。因此，中青年高血压的治疗，需要进行心率、血压同时管理，可加用降低交感神经兴奋性的药物，如 β 受体阻滞剂联合降压治疗。

2. 中青年高血压需排查发病原因

中青年原发性高血压，血管弹性尚可，或处于高血压的早期，因此血压一般轻度升高，患者多无明显症状。若发现血压中重度升高，或发病年龄 < 30 岁时，建议排查继发性高血压因素，可完善肾脏彩超、肾上腺 CT、肾功能、尿常规等检查，避免遗漏其他疾病，这比单纯降压更有效。

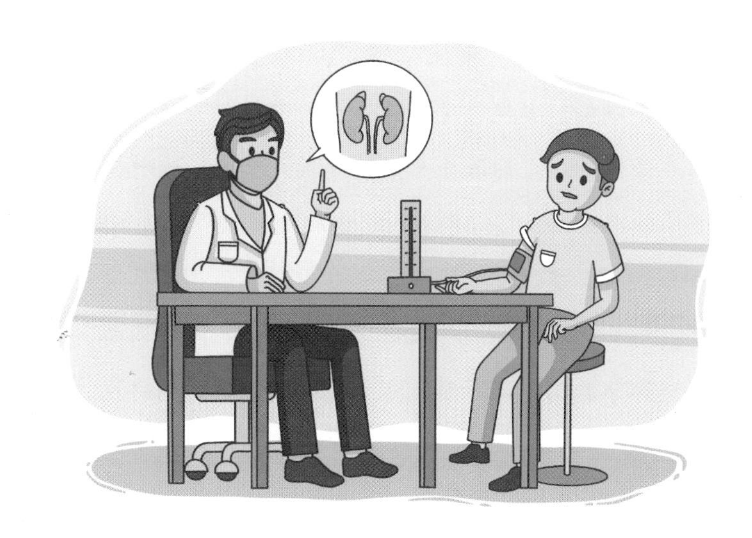

中青年高血压常与不健康的生活方式有关，常以舒张压升高为主，或表现为单纯舒张期高血压。

这类高血压患者，多与焦虑、失眠、紧张相关，或合并肥胖，或平日熬夜、偏爱高碳水化合物、高脂肪饮食等。因此，健康的生活方式是中青年高血压治疗的第一步。同时，若中青年人发现血压升高，需进一步完善血糖、血脂等相关检查，及时发现危险因素，及时干预。

二、孕妇也会得高血压

35 岁的刘女士，结婚五年后才怀孕。全家人开心不已，把好吃好喝的都留给了这位准妈妈。刘女士也很小心，辞职在家，安心养胎，定期产检。孕 30 周产检的时候，测血压 150/100 mmHg，医生查看刘女士双脚，发现轻度水肿，赶紧安排化验尿蛋白，好在是阴性。之后医生严肃地告诉刘女士，这种情况是“妊娠高血压”，建议一定要每天测血压，测体重，少盐饮食，建议吃降压药，一旦出现不适，要尽快就医。刘女士虽然答应得很好，但考虑自己没啥不适，而且怀孕期间吃药对胎儿不好，也没听医生的建议。在 37 周的产检日，她突然出现头晕、头痛，于是早早来到医院。医生赶紧测血压，160/110 mmHg，检查发现她双下肢重度水肿，已经肿到膝盖了，此时的医生如临大敌，赶紧先开了降压药，严肃地告诉她，抓紧吃药，马上办理住院。刘女士的老公在医生的劝说下不情不愿地办理了入院手续。这时候，刘女士突然意识不清，牙关紧闭，全身抽搐。医生赶紧抢救，考虑是“子痫”，监测血压、胎心，防止咬伤，降压，解除痉挛，经过医生一系列操作后，幸运的是 5 分钟后症状缓解。之后，刘女士剖宫产下一名男宝宝，家人喜极而泣的同时也后怕不已，感叹道“没想到血压高差点要了命”。

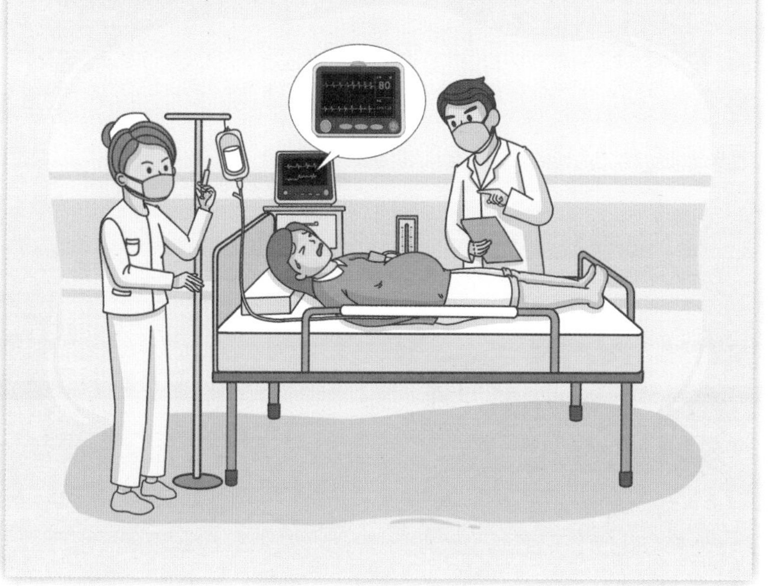

跟刘女士一样的准妈妈们是否注意到，每次产检时医生都会要求测量血压，一旦发现血压升高，即使没有任何不适，医生也会格外关注，要求复测血压，化验尿常规、尿蛋白，询问体重，查看有无水肿等，以明确诊断。这个让刘女士劫后余生、让医生如临大敌的疾病，究竟是怎么一回事呢？

1. 什么是妊娠高血压？

150/90

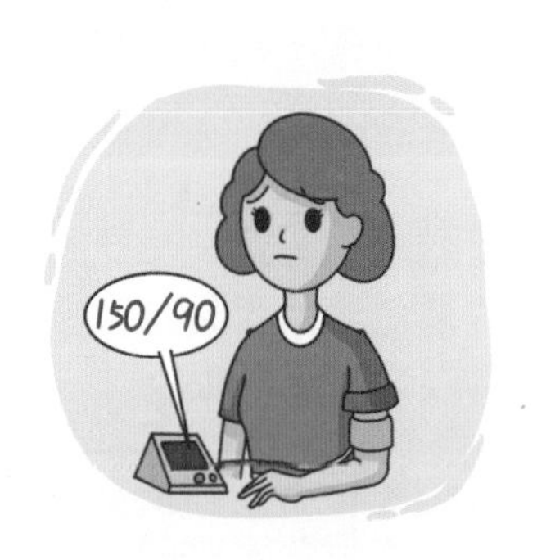

妊娠 20 周后出现的高血压（收缩压≥ 140 mmHg 和 / 或舒张压≥ 90 mmHg），可伴或不伴有水肿、蛋白尿，称为妊娠高血压，也称“妊高征”，它是女性在怀孕期间独有的疾病。

研究表明，妊娠高血压在我国的发病率约为 9.4%。然而，随着“两孩”“三胎”政策的放开，我国高龄孕产妇比例增加，妊娠高血压患病率也在增加。

2. 哪些准妈妈容易患妊娠高血压？

高龄孕妇血压容易升高
控制好体重，血压更平稳

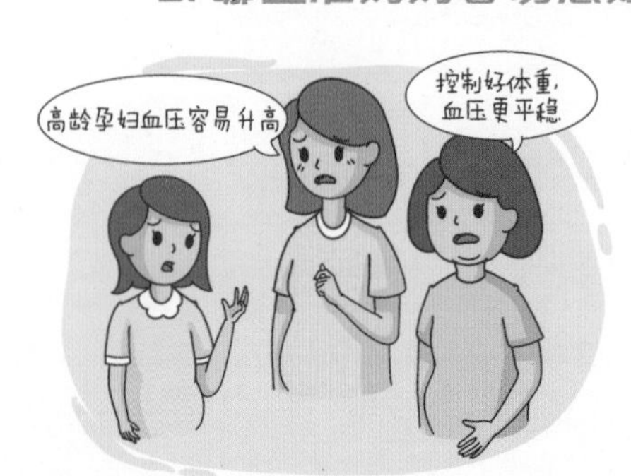

(1) 怀孕之前就有高血压、糖尿病、慢性肾脏疾病、自身免疫性疾病等慢性疾病，怀孕后更要定期监测血压。

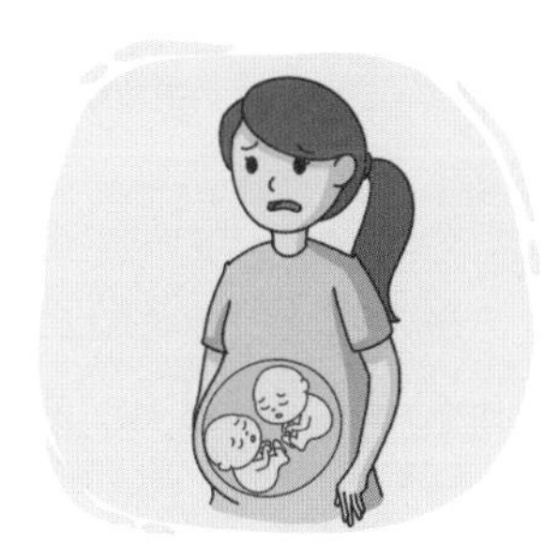

(2) 年龄过小或过大的准妈妈（初产妇小于 18 岁、高龄产妇大于 35 岁）、过于肥胖的准妈妈患妊娠高血压的概率增加。

(3) 多胎妊娠、羊水过多的准妈妈，发生妊娠高血压的概率增加。

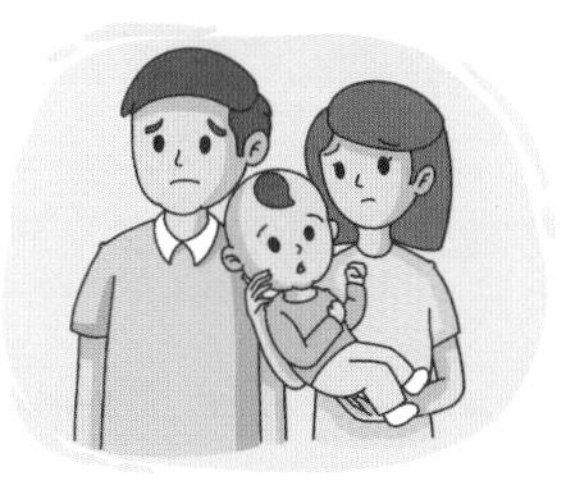

(4) 有高血压家族史，或者容易紧张焦虑的准妈妈，需要重点监测血压，及早排查高血压。

3. 妊娠高血压有哪些症状?

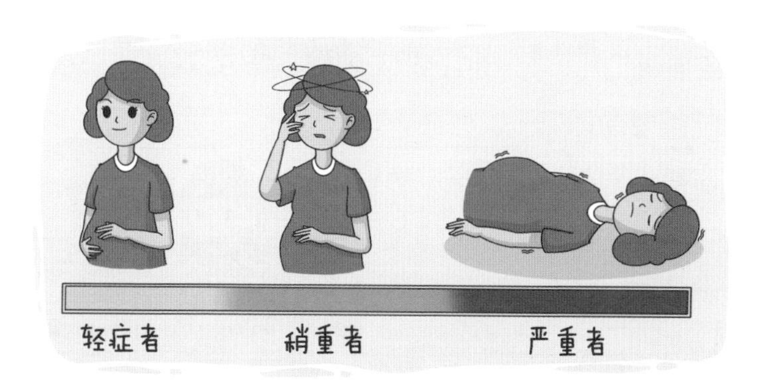

轻者可无症状，通常在测量血压时发现。

稍重者可出现头晕、头痛、视物模糊、恶心、呕吐、腹痛、蛋白尿增多、下肢水肿等高血压及高血压导致靶器官损害的表现。

严重者可出现昏迷、抽搐、意识障碍、流产，甚至危及生命。

症状不能用来鉴别有无妊娠高血压，准妈妈们一定要定时监测血压，一旦发现升高，应及早干预。

4. 妊娠高血压对胎儿有哪些危害?

胎儿的营养全部来源于母亲的胎盘，血压升高时，胎盘及子宫痉挛，造成胎儿获取氧气和营养物质减少，影响胎儿宫内生长发育。若出现“子痫”这种严重的并发症，可导致胎盘早剥，胎儿急性缺血、缺氧，需要紧急剖宫产手术。

5. 如何预防妊娠高血压的发生?

妊娠高血压一旦出现，极为凶险，是导致孕产妇及胎儿死亡的重要原因之一。因此，预防就显得尤为重要。由于发病机制尚不明确，因此，预防的关键在于控制危险因素。

适龄怀孕，
不做高龄孕妈

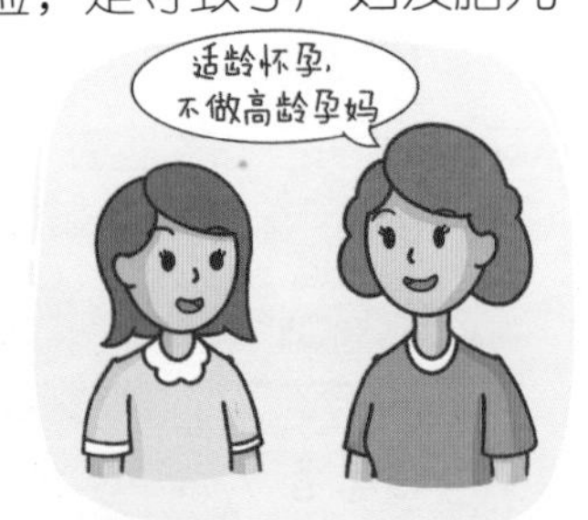

第一，建议适龄怀孕，年龄最好不要超过 35 岁。若高于 35 岁，孕期应严密监测血压。

孕期按时产检，
严格控制原发病

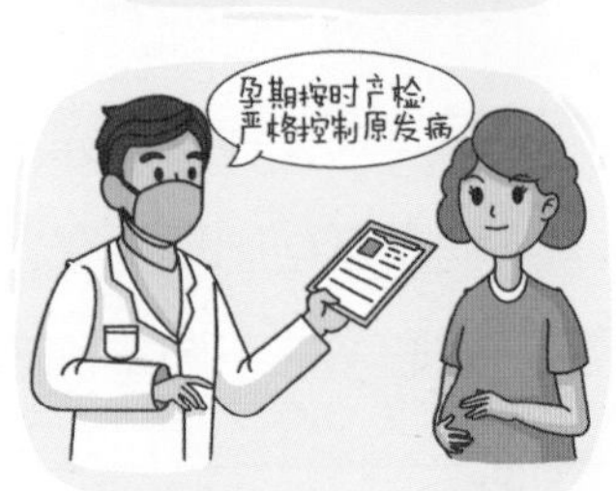

第二，若怀孕之前有慢性病史，要严格控制原发病。建议产

前评估合适后备孕，严格控制高血压、糖尿病、慢性肾脏病或者内分泌系统疾病。

第三，控制体重，适当运动。怀孕期间，杜绝煎烤烹炸、高糖高脂的饮食，切忌“大补”，要严格控制体重。此外，怀孕期间适当运动，选择一些安全性高、强度低的运动，如散步、游泳等。

比上个月
又重了一点
适量运动
控制体重
老婆快尝尝
刚出锅的参鸡汤
大补啊
医生说过切忌大补

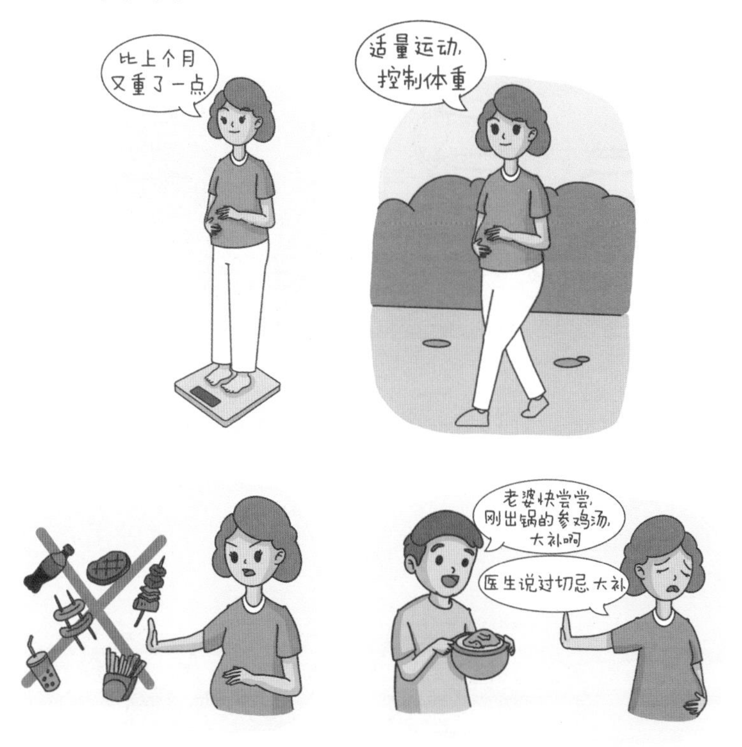

第四，补充镁、钙等微量元素。研究表明，高危孕妇预防性补充钙、镁等微量元素，可以降低妊娠高血压的发病率。

因此，高危孕妇最好多吃含钙丰富的食品，如奶制品、豆制品、鱼虾等，或者服用钙片。此外，需要多吃新鲜水果和蔬菜，以补充镁元素。

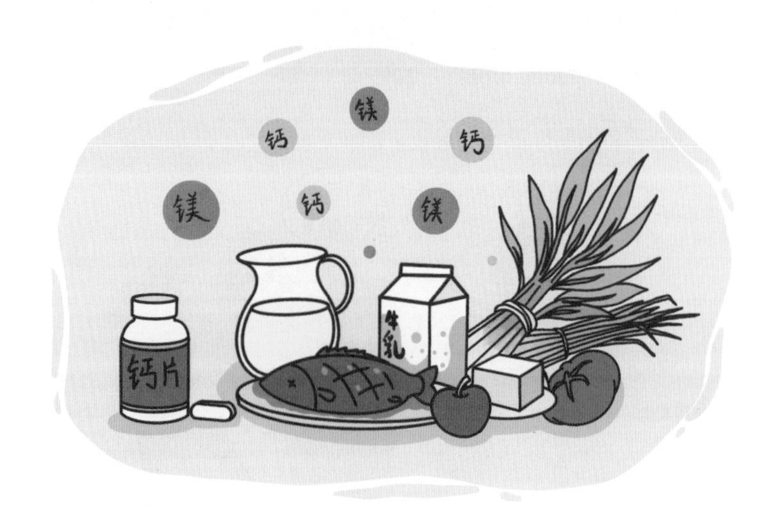

第五，控制钠盐的摄入，增加钾的摄入。钠盐是引起血压升高的重要因素，限制钠盐是防治高血压的重要措施。严格控制钠盐摄入，每天应少于 5g。适当增加钾的摄入，可以降低血压。建议

食物补充，多吃点钾含量高的食物，主要是新鲜水果和蔬菜，如橘子、香蕉、橙子、菠菜、白菜等，不建议药物补钾，尤其是肾功能受损的患者，容易发生高钾血症。

第六，定期产检。最重要的防护方法是定期产检，以便尽早发现妊娠高血压。一旦发现血压升高，应遵医嘱治疗，必要时服用降压药。千万不能因怕影响胎儿而拒绝服用降压药。切忌自行服药，因为部分降压药可致胎儿畸形。

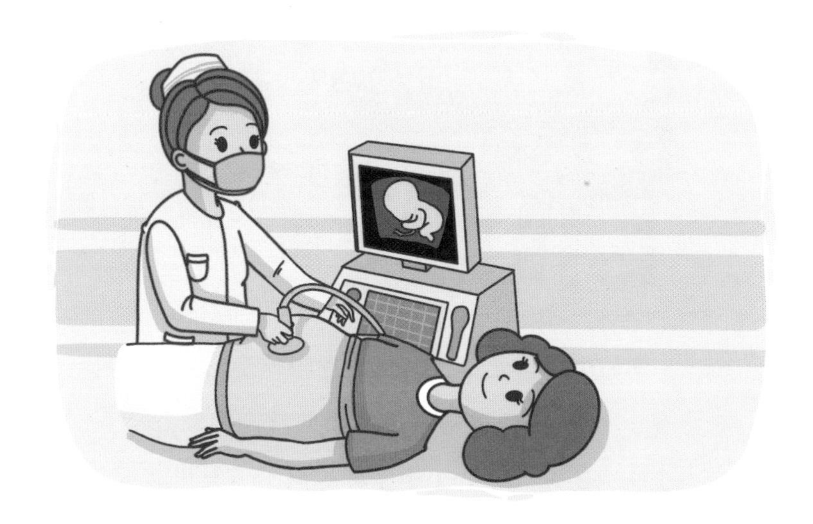

妊娠高血压是常见的急危重症之一，对产妇和胎儿的危害都很大，是造成母婴围产期死亡的重要原因。最有效的预防办法就是定期产检，监测血压。希望所有的准妈妈重视产检、配合治疗。

第六节 你见过儿童青少年得高血压吗？

会，但为避免白大衣高血压，
回家每天早晚给孩子测血压，
1周后复查
小小年纪还会血压高?

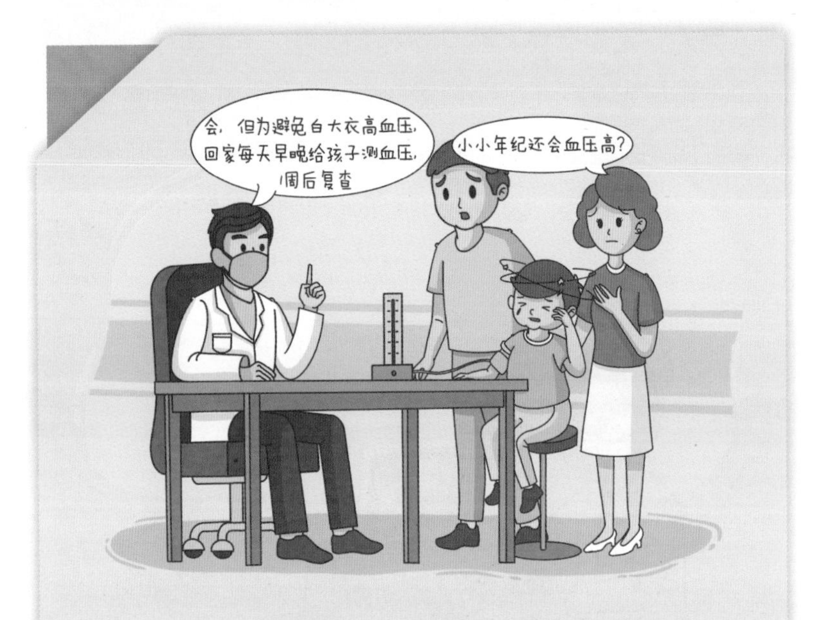

8 岁的小磊，是家里三代单传的独子，从小被父母疼爱、爷爷奶奶溺爱，平常胃口好，喜爱各种零食，爱吃肉不爱吃菜，小小年龄长成了“小胖墩”。最近 1 周，小磊起床后经常吵闹说“头晕”“头痛”，起初家人并不在意，认为可能是因为不愿意上学故意闹脾气。数次之后，看着孩子病恹恹的样子，父母开始心里打鼓：“是不是真的不舒服呢？”想到

这里，自然不敢马虎，赶紧带孩子来医院。经过检查，医生并未发现其他器质性问题，之后测量血压，145/90 mmHg，考虑孩子的症状可能与高血压有关系，建议再做动态血压监测。一听孩子可能得了高血压，父母感到非常吃惊，小小孩子怎么会得高血压呢，也许是因为孩子见到医生害怕导致的，因此父母拒绝进一步检查。

为进一步排除高血压，医生建议家长回家后每天早晚帮助小磊各测量一次血压并记录，1 周后再来医院复查。然而，仅仅 4 天后父母便带着小磊急匆匆地赶到医院，焦急地说："医生，我们回家给孩子测量血压了，几乎每次都超过 140/80 mmHg，这是怎么回事啊？高血压不是爷爷奶奶这个年龄才会得的病吗，我家孩子才 8 岁，怎么会得高血压呢？该怎么办啊？"

儿童青少年高血压，指的是小于 18 岁的人群出现血压升高。因为大众对儿童青少年体检的意识普遍薄弱，从而忽略了孩子也可能会有高血压这一问题，以致产生了不可挽回的后果。

对于儿童青少年高血压，家长有很多疑问，整理总结如下。

问题一：没听说过谁家孩子得高血压啊，得高血压的儿童多吗？

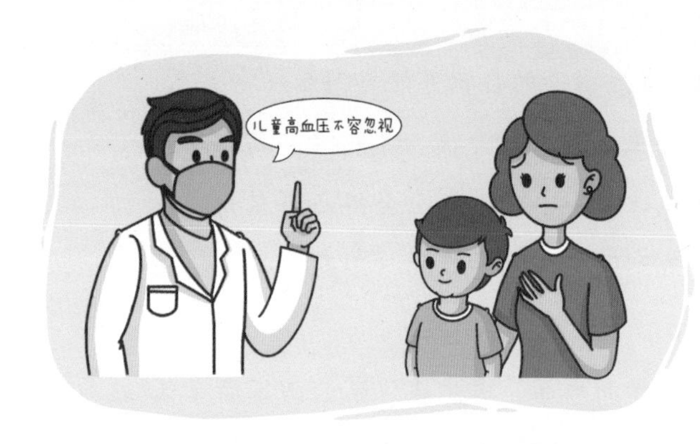

答：根据2018年发布的《中国高血压防治指南》数据显示，我国儿童和青少年高血压的患病率为4%~5%，中小学生的高血压患病率甚至高达14.5%，这相当于每5～6个中小学生中便有一个高血压患者，其中男生高于女生。

儿童青少年高血压多为轻中度血压升高，一般不会出现明显症状，因此很多家长不够重视。正是如此，儿童青少年高血压的知晓率普遍偏低，干预较晚，所以出现并发症的概率较高，危害也就更加严重。

问题二：一般情况下，孩子血管条件很好，也没有动脉粥样硬化，小小年龄血压怎么就高上去了？

答：高热量、高饱和脂肪酸、高钠饮食等不良生活习惯是影响血压的罪魁祸首。其中，很重要的“元凶”就是肥胖。肥胖可以导致孩子心脏负担增加，心率增快，血压升高。

此外，繁重的课业、青春期激素水平的变化，容易导致孩子个性偏执叛逆、心理应激较大、情绪抑郁，精神心理压力较大是高血压的第二个“元凶”。这些压力可以激活孩子体内的交感神经系统，使血管紧张素增高，血压升高。

其他危险因素包括父母高血压病史、低体重儿、早产儿、睡眠不足及体力活动缺乏等，这些也是造成孩子血压升高的因素。

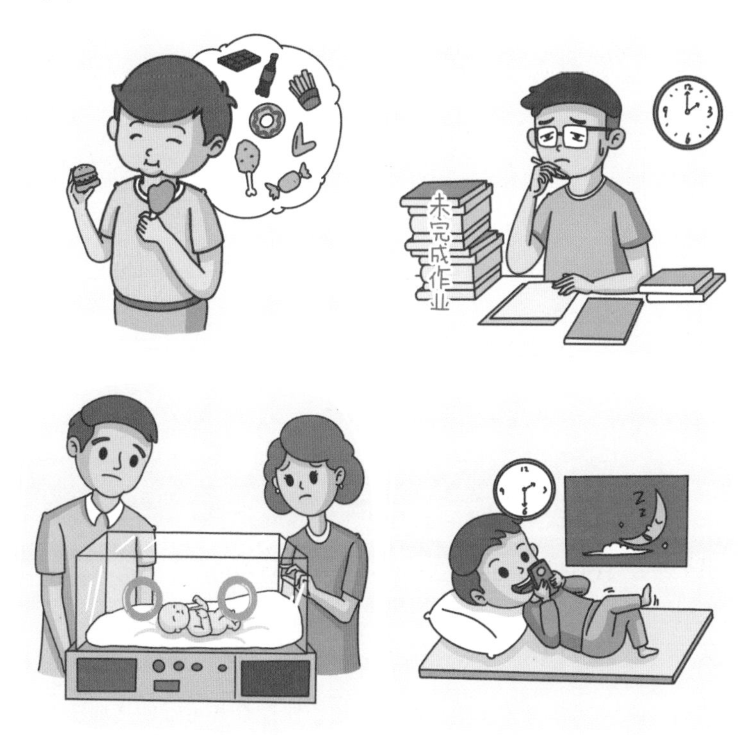

问题三：儿童青少年高血压诊断标准跟成年人一样吗？如何诊断？

答：儿童青少年的年龄、体重、身高与成年人差别很大，高血压的诊断也不能照搬成人标准。

1. 血压测量一定要准确

首先，血压测量以诊室血压为准，有条件者，需要进行24小时动态血压监测。其次，需要选用配有儿童专用袖带的血压计。最后，需要常规测量右上臂肱动脉血压，首次就诊的患儿，需要测量四肢血压，反复测量2～3次，取平均值，以减少测量误差。

2. 儿童青少年高血压标准

下表是简化版儿童青少年高血压筛查标准。超过以下数值可认为血压升高，需要进一步检查明确诊断。

中国3~17岁儿童青少年高血压筛查的简化公式标准

性别	收缩压 / mmHg	舒张压 / mmHg
男	100+2×Age	65+Age
女	100+1.5×Age	65+Age

注：Age为年龄（岁），本表可用于快速筛查可疑的高血压儿童。

3. 需要鉴别白大衣高血压

与成年人相比，医生、护士或陌生的医疗环境能给儿童带来更大的压力和焦虑，这些心理状态的改变，可直接引起血压升高、心率加快。在医院测量血压升高，而在家自测血压正常，这种情况便是白大衣高血压，它在儿童及青少年中尤其常见，需要重点鉴别。研究表明，诊室血压升高的儿童中，实际上可能高达 50% 是白大衣高血压；12~17 岁青少年学生中，白大衣高血压的患病率约 7.8%。

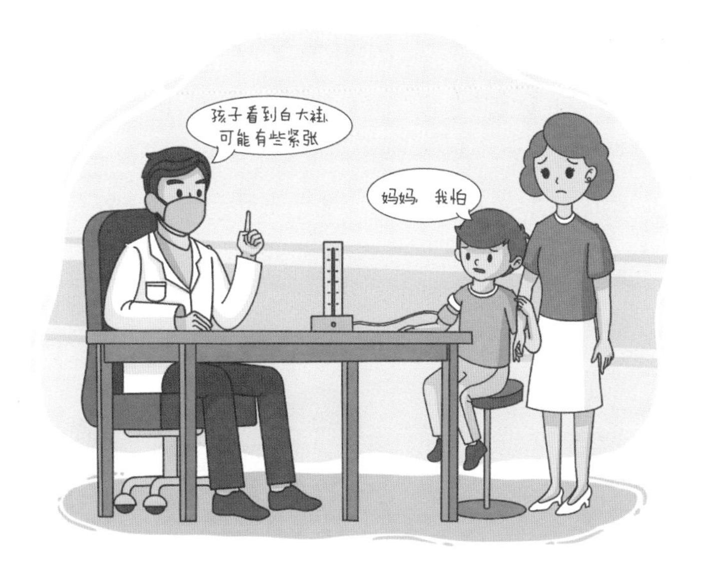

怎样鉴别白大衣高血压呢？可在家中反复测量，观察对比 1~2 周的家庭自测血压和诊室血压的结果。但我们更建议采用 24 小时动态血压监测的方法，因为更准确省事。

医生漫话

如果确定是白大衣高血压，可暂时不需要药物治疗。建议首先改变生活方式，包括规律运动、减重、限盐、低脂饮食等。其次，白大衣高血压

血压正常，
看来确实是医生护士
让你紧张焦虑啦

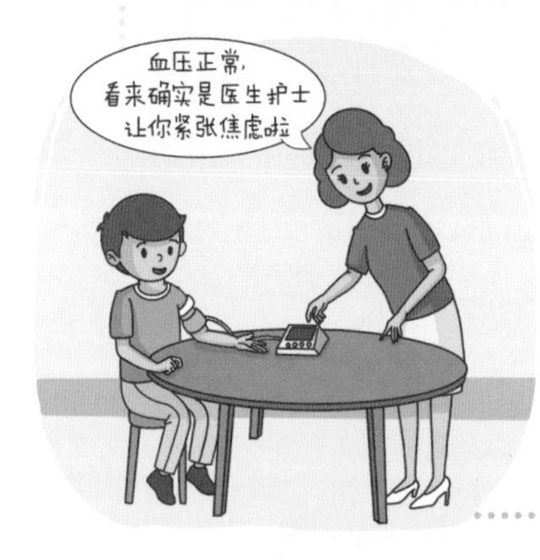

也可能转变为持续性血压升高，因此，需要定期监测血压，可以每月1～2次家庭自测血压，每1～2年建议复查24小时动态血压监测。

4. 需要进一步检查，排查继发性高血压

与成年人相比，继发性高血压在儿童青少年高血压中更常见。

最常见的引起儿童青少年血压升高的疾病是急性肾小球肾炎、慢性肾小球肾

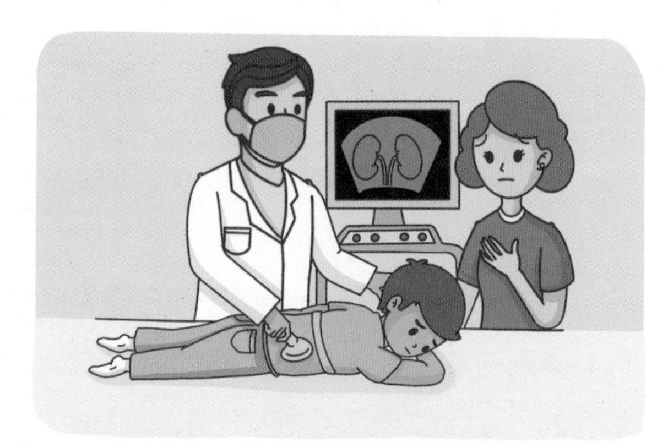

炎、肾病综合征等肾脏疾病，因此，需要首先排查肾脏。研究表明，肾脏疾病占儿童青少年继发性高血压原因的 80%。其次，先天性的动脉狭窄，如肾动脉狭窄、主动脉及肱动脉狭窄等，也是儿童青少年高血压的重要原因，因此，还需要完善血管超声，必要时行大动脉血管造影（CTA）。最后，其他内分泌系统的疾病也不能忽视，比如甲状腺、肾上腺等相关影像学及内分泌激素的检查等。一旦发现上述问题应及时去相关科室就诊。

问题四：儿童青少年高血压会对身体产生危害吗？

答：儿童青少年高血压因为发病年龄较小，而且多无症状，往往发现比较晚，研究表明，30%~40% 的儿童在被诊断为高血压的时候已经出现靶器官损害的早期改变。主要影响儿童的心脏，造成心脏左心室的增厚，严重者可引起心脏射血功能下降。此外，也可引起肾脏功能下降和视力下降。由此可见，血压高对孩子的影响更大，危害更深远，对儿童青少年高血压的防治也就更加迫切。

问题五：儿童青少年高血压如何治疗呢？跟成人一样吗？

答：儿童青少年高血压具有自身的特点：儿童青少年因

血管条件较好，无血管动脉粥样硬化，引起血压高的原因多可以改变或纠正，如肥胖导致的负担过大，压力过大，精神过度紧张，继发于肾脏、内分泌等其他系统的高血压。因此，通过纠正以上这些因素，可以使大部分高血压得到有效控制。总体来说，若及时干预，预后较成人高血压好。

1. 首先，需要改善生活方式

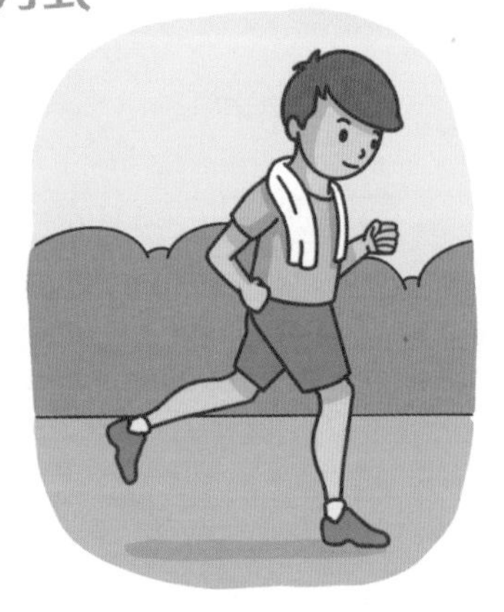

（1）减重。儿童生长发育较快，切忌节食减肥。应当在保证生长发育所需基本能量供应的同时，适当控制额外能量的摄入，如零食等。每周还要保证 5~7 天的有氧运动，以降低体脂含量。

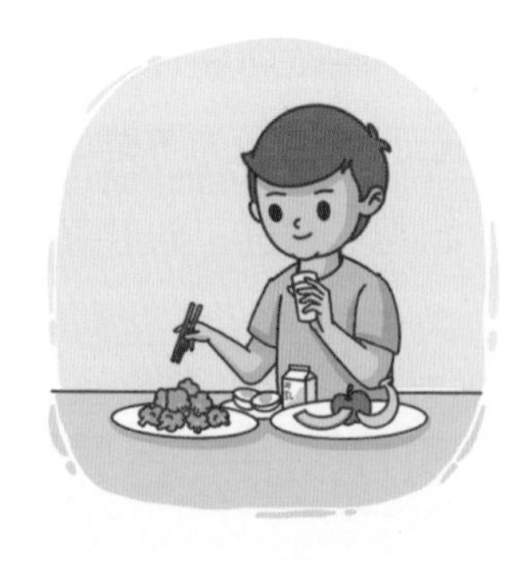

（2）调整饮食结构。儿童青少年正处于生长发育的关键时期，因此，在保证能量供应的同时，调整饮食结构，合理膳食至关重要。建议按照 WHO 关于儿童的膳食标准，均衡营养，增加营养成分的多样性，增加优质蛋白，以及水果、蔬菜等维生素的摄入，控制钠盐及含糖饮料的摄入。

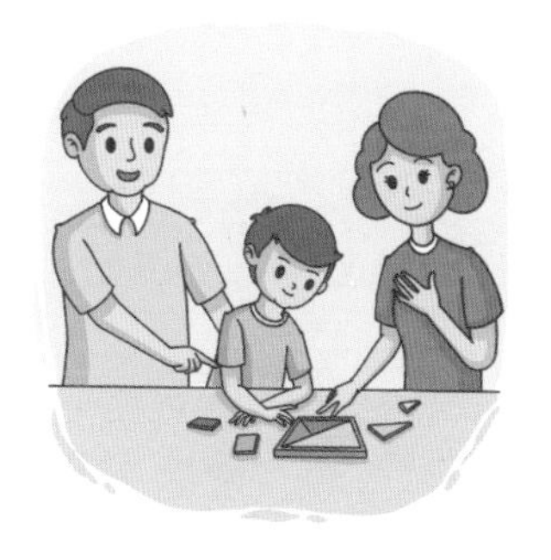

（3）建议父母多鼓励孩子，多些陪伴，积极主动引导，减少竞技相关课程的学习，关注孩子的心理健康，为孩子减负。

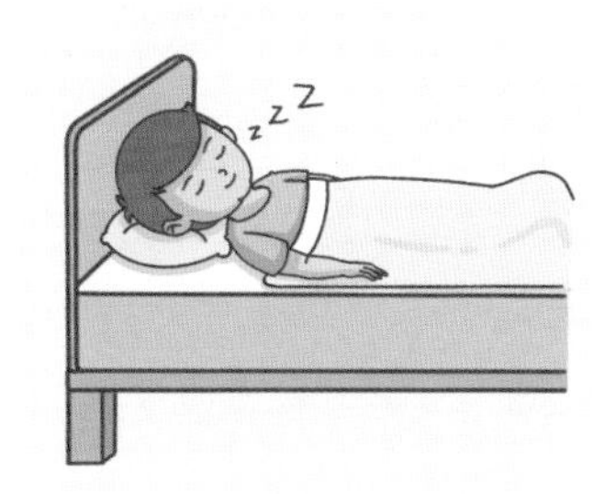

（4）每天保证孩子足够的睡眠时间。

2. 其次，必要时启动降压治疗

改善生活方式干预 6 个月，规律监测血压，若血压仍未达标，或出现心脏等靶器官损伤，需要在医生的指导下，启动药物治疗。

儿童青少年需要慎重选择降压药物：原则上需要小剂量、单药、个体化的治疗。目前最常用的降压药为血管紧张素转化酶抑制剂（ACEI），其中被批准的儿童用药仅有卡托普利。其次包括利尿药、β 受体阻滞药等，均需要在医生指导下应用。

高血压已不再是老年人的“专利”，儿童青少年也会得高血压，关注儿童青少年血压对其健康发展至关重要。

第七节 细数高血压的危害——直击靶器官

持续的高血压会造成心肌梗死、脑卒中、肾功能衰竭、主动脉夹层、失明等严重的致死、致残性的疾病，轻者影响生活质量，重者危及生命。

高血压主要损害全身的中、小动脉，也会累及大动脉，造成动脉硬化。动脉硬化最常见的类型为动脉粥样硬化。由于高血压等因素损伤血管内膜，血液中的胆固醇等物质侵入血管壁的内膜和中膜之间，形成类似黏粥样的斑块，称为粥样硬化斑块。这种斑块不稳定，容易发生斑块破裂，后因继发血小板聚集引起血管狭窄，造成相应器官的梗死。

现在让我们一起来抽丝剥茧，了解高血压对靶器官的损害，细数高血压的“罪行”。

一宗罪：高血压是心脑血管疾病的“元凶”

50 岁的老周是某公司的高管，工作中争强好胜，不甘人后。虽然他已经发现高血压 10 多年了，但因一直没有症状，从不测血压，也不认为血压高有什么危害，因此从不用药。生活中也毫不讲究，抽烟

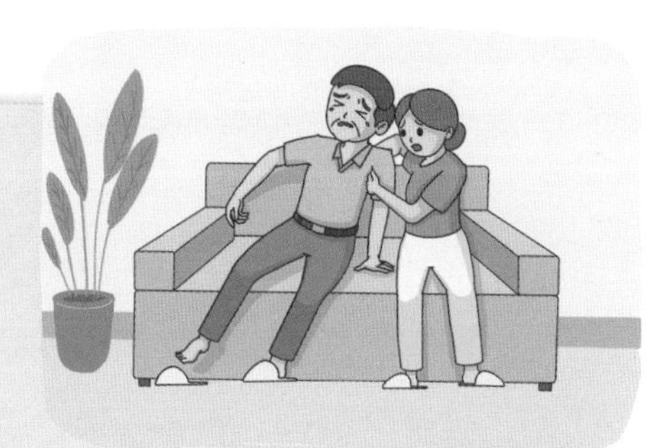

喝酒不输年轻人。1个月之前，他应酬完醉醺醺地回家，躺在沙发上休息的时候，突然感觉右侧肢体不能动了，想喊媳妇帮忙，发现说话也说不清楚了，“啊啊啊”了半天，老周媳妇才发现不能动的老周，吓了一跳。她赶紧拨打120紧急将老周送到医院，经测血压（190/120 mmHg）、做头颅磁共振成像（MRI）后最终诊断为“急性脑梗死”。医生说出现这种情况是因为长期高血压没有规律降压，出现了高血压的并发症——急性脑梗死，幸运的是，老周来得还算及时。有些患者在第一次发病时就被夺去了生命，轻者会或多或少地遗留言语障碍或肢体活动不便的后遗症，甚至出现失语、偏瘫等。老周经过医生的积极救治，以及他每天坚持运动康复训练，现在肢体已经可以活动，发音也明显好转，但彻底恢复还需要漫长的时间。

众所周知，心脑血管疾病高居世界居民死亡原因的第一位。高血压是心脑血管疾病的第一危险因素，被称为心脑血管疾病的“元凶”。

高血压可引起哪些心脑血管疾病呢?

1. 高血压引起急性脑梗死

长期高血压患者若突然出现肢体发麻、语言困难、头痛头晕，或突然昏倒、不省人事，或突然发生口眼歪斜、手脚不利、半身不遂、行走困难、不能说话、失明等，就需要考虑高血压导致急性脑梗死的可能性。

2. 高血压引起急性脑出血

高血压患者若在情绪激动时，突然出现头晕、头痛、恶心、呕吐，或言语不利、肢体活动不灵，严重者出现意识不清的情况，就需要考虑高血压导致急性脑出血的可能性。

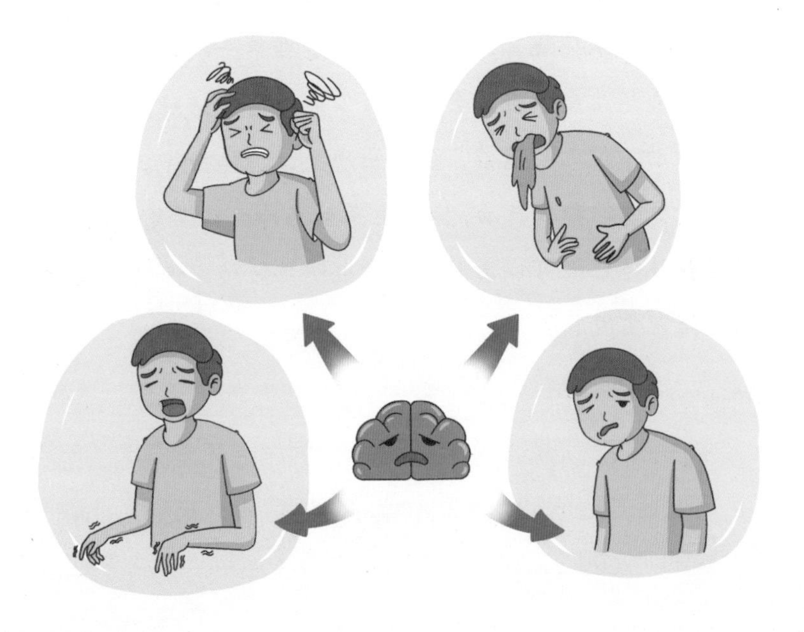

脑出血病情凶险，死亡率高。单纯通过症状很难和脑梗死相区别，头颅 CT 可以鉴别。

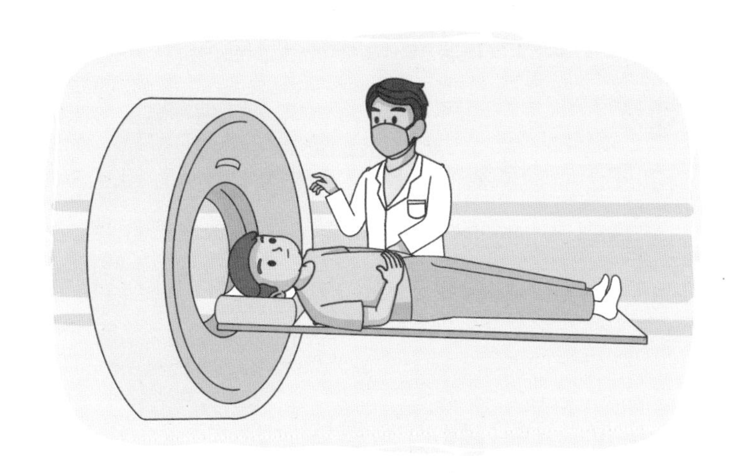

3. 高血压可导致短暂性脑缺血发作

高血压患者可能经常出现一过性的肢体麻木无力，或眩晕、一过性黑朦、失语、吞咽困难等，这些症状一般持续时间很短，可在数分钟后完全恢复，最长不超过 24 小时，但反复发作，每次发作的表现基本相同，这就是“短暂性脑缺血发作（TIA）”，俗称小中风，是发生脑卒中的先兆。研究表明，若不及时治疗，约有 40% 的患者会在 5 年内出现严重的脑梗死。

4. 长期的高血压可造成脑萎缩、老年性痴呆

长期高血压导致颅内血管狭窄，使颅脑长期慢性缺血缺

氧，可造成注意力不集中、记忆力下降、认知下降、行为异常及痴呆。

5. 高血压可引起冠心病，严重者可导致急性心肌梗死

高血压患者若反复出现胸闷、胸痛等症状，持续数分钟缓解，严重者半小时不缓解，伴随出汗、心慌等症状，含服硝酸甘油不缓解，就需要注意是否出现合并冠心病或心肌梗死的可能。

6. 高血压可引起心力衰竭

高血压患者若出现活动耐力下降、夜间憋醒、呼吸困难、不能平卧等症状，就要考虑高血压是否已经引起心力衰竭了。

二宗罪：不可忽视的肾脏损害

邻居王大爷，年过60岁，有高血压病史30多年了，平常不吃药，偶尔难受了才吃药，也没规律监测血压。近10年来，他出现夜尿增多，几乎每天晚上2～3次，也没在意。近1周来，出现全身乏力，眼皮和脸都肿了，赶紧去医院检查，化验血清肌酐

621 mmol/L，测血压 178/108 mmHg，诊断为高血压肾病，慢性肾功能衰竭。医生跟王大爷说：“您这是肾功能衰竭了，是因为长期的血压高，没好好控制导致的，需要透析了，每周 2 ~ 3 次。”听到这里，王大爷后悔不已，要是能早点控制血压就好了。

血压178/108 mmHg，
肌酐621 mmol/L，
太高了，您得透析了
平时血压高，夜尿多，
最近乏力、眼皮和脸都肿了

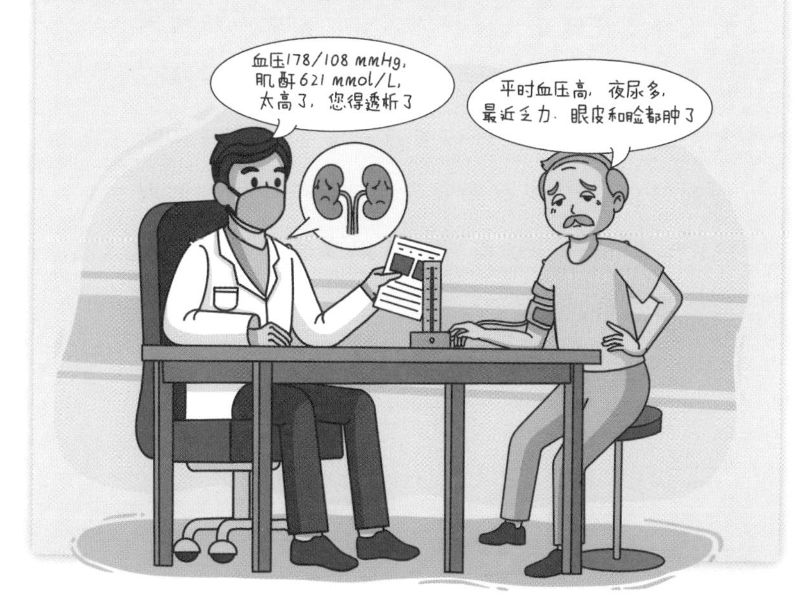

长期的高血压可以造成肾功能下降。在我国，高血压和糖尿病是造成慢性肾功能衰竭的第二位原因，仅次于肾炎和肾病综合征等原发性肾脏疾病。

若高血压造成肾功能下降，首先表现为肾小管重吸收功能障碍，造成夜间多尿，尿中泡沫增多。之后逐渐出现肾小球滤过率下降，出现眼睑及颜面浮肿，甚至出现双下肢及全身水肿，直至出现肾功能衰竭。

医生漫话

在治疗上，调整生活方式至关重要。饮食上，除了限盐，还需要限制蛋白质。当然，最主要的治疗还是降压，保护靶器官，要求血压控制在 130/80 mmHg 以下。对于轻度肾功能下降、有尿蛋白的患者，可以首选血管紧张素转化酶抑制剂 (ACEI) 或血管紧张素转换酶受体抑制剂 (ARB) 降压药，这些药物可以在降压的同时，降低尿蛋白。

三宗罪：视力下降，眼底检查不可少

食堂的牛阿姨最近总是感到头昏眼花，考虑可能是年纪大了，眼睛花了，也许休息几天就能缓解，所以也没重视。前天早上，牛阿姨在上厕所的时候，突然出现左侧眼前发黑，看不见东西了，这可吓坏了牛阿姨，她赶紧打 120 去医院，经测血压竟然高达 200/130 mmHg，眼底检查结果提示“高血压引起左眼眼底视网膜动脉破裂出血，导致视力消失”。同时，检查发现“右眼眼底视网膜动脉狭窄，动静脉交叉压迫，也有视力下降”。经过紧急降压治疗后，牛阿姨的血压恢复正常。至于左眼眼底的出血，虽然通过治疗，左眼视力也已经部分恢复，但医生说想要恢复到正常比较困难。发生这件事，牛阿姨懊悔不已，如果之前能尽早吃降压药，这个悲剧是完全可以避免的。

左眼眼底视网膜动脉
破裂出血了，右侧狭窄，
需要立即降压治疗

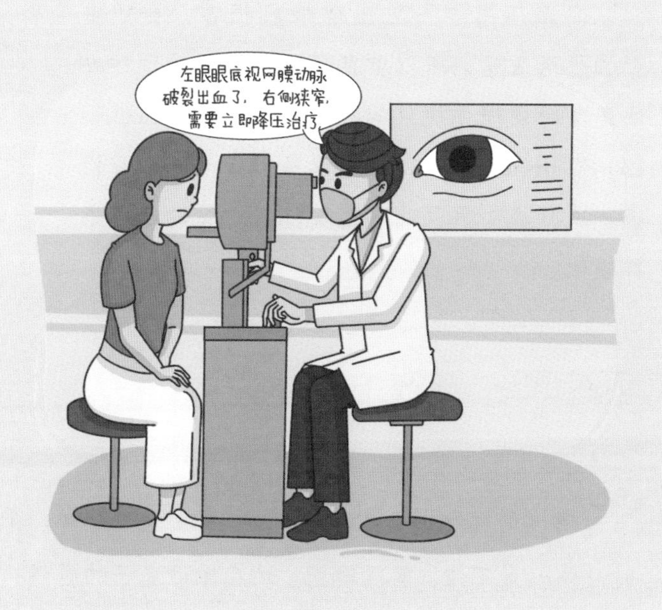

高血压为什么还会影响视力呢？这是因为血压突然增高，可以导致视网膜动脉痉挛，造成眼底一过性的缺血，引起视力一过性下降，出现暂时性的视物模糊、眼前发黑，但很快能自行恢复。而长期持续的高血压可以导致视网膜中小动脉粥样硬化，造成视网膜及视神经长期持续缺血、缺氧，从而引起视力不可逆的下降。严重者，视网膜动脉斑块突然破裂，或者视网膜动脉在高压下突然破裂出血，造成视力急性下降，严重者出现失明。这种情况需要紧急就医，拖延时间越长，视力恢复的可能性也就越小。

医生漫话

高血压患者一旦出现眼底损害，会严重影响生活质量，所以重在预防。最好的预防办法是及时发现并规范治疗高血压，使血压低于130/80 mmHg。此外，建议每隔 3 ～ 6 个月检查一次眼底，争取及早发现眼底血管的动脉粥样硬化。

四宗罪：导致主动脉夹层

老家的张阿姨，是村里最勤劳能干的妇女，平时身体一直不错。前段时间，她在搬运麦子的时候，

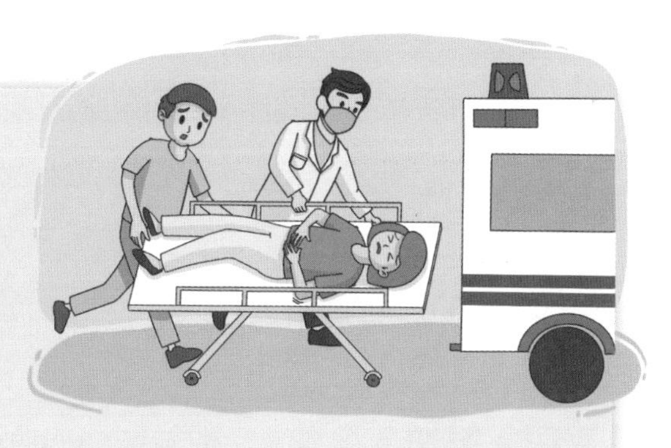

突然出现胸腹部剧烈疼痛，感觉身体要被撕开一样，难以忍受，浑身大汗。老伴赶紧把她背回家，想着可能忍一会儿就好了。然而，躺了半个小时，疼痛一点都不缓解。看着老母亲的状态越来越不好，儿子赶紧打120送去医院。到医院测血压210/130 mmHg，立刻完善大血管增强CT检查，结果明确诊断为“主动脉夹层”。医生说：“这个病是由于血压高引起的血管撕裂，病情非常严重，随时有生命危险，建议赶紧手术，但手术费用昂贵。”万幸的是，经过“降压＋手术治疗”，张阿姨转危为安。

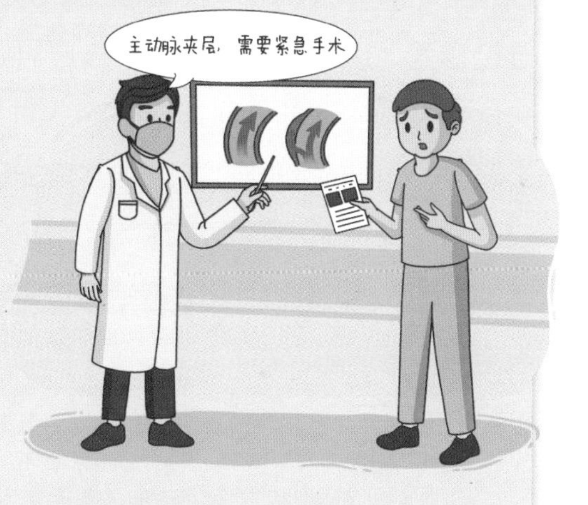

主动脉夹层是高血压非常凶险的并发症，若不及时处理，会随时猝死。研究表明，未经治疗的主动脉夹层，约 33% 的患者会在 24 小时内死亡，约 50% 的患者会在 48 小时内死亡，约 80% 的患者会在夹层发生 1 周内死亡，可谓凶险至极。

主动脉夹层，临床表现为剧烈的撕裂样的疼痛，疼痛难以忍受，且持续不缓解。当夹层累及相应器官，例如，夹层累及颈内动脉，可造成颅脑缺血，甚至偏瘫；夹层累及胸腔，可造成胸腔及胸腔内器官的积血；夹层累及肠系膜动脉，可导致小肠缺血坏死，引起细菌性腹膜炎；累及肾脏，可引起肾脏供血的中止，导致肾脏坏死，肾功能下降，甚至急性肾功能衰竭。

医生漫话

主动脉夹层非常凶险，死亡率极高。因此，一旦发现这一枚“不定时炸弹”，应尽早手术。

五宗罪：外周血管病变

长期高血压可以导致双下肢动脉发生粥样硬化、狭窄或闭塞，造成下肢缺血。具体表现：走几百米路就出现腿部沉重、麻木、疼痛感，休息几分钟后可逐渐缓解，再次步行会出现同样的症状，反复发作，影响日常活动，这在临床上被称为“间歇性跛行”。严重者可在休息时出现下肢发冷、疼痛，甚至溃烂、坏疽。

一旦出现上述症状，应及早就医。外周血管的超声可以明确下肢血管的狭窄情况。

高血压是潜藏在身体内狡猾的“敌人”，因大多没有明显的症状，因此，若平时不监测血压很难发现它的“行踪”，进而犯下严重的心脑血管、肾脏、眼底等方面的“罪行”。预防的办法就是定期监测血压，一旦发现问题应及早就医，根据靶器官损害的情况，选用合适的降压药物。

第三章 降压≠降压药，有种高血压可以通过手术治愈

高血压的防治有很多错误的观念，降压可不能一味吃降压药，饮食、生活习惯、精神状态都可能影响血压，找对病因，因人制宜才是首选。您知道吗？有种继发性高血压，找对病因，通过手术就可以治愈或缓解。

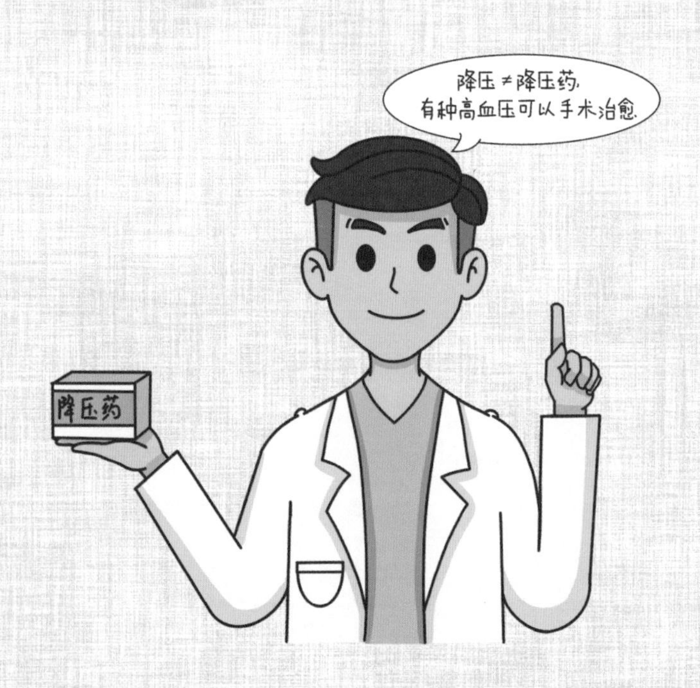

第一节
盘点高血压常见的错误观念

近年来，随着高血压患病人数的激增，高血压相关的医学知识也越来越被重视。但是，有些流传甚广的观念都是错误的，很多人被误导。因此，进行专业的“辟谣”，是高血压防治过程中的重要环节。

一、高血压可以根治吗?

高血压分为原发性高血压和继发性高血压。

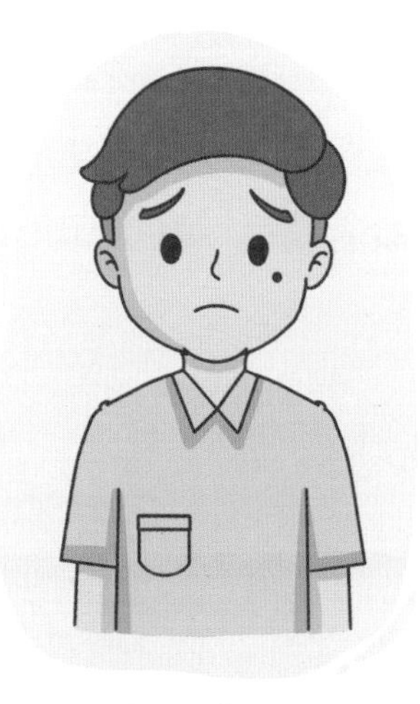

原发性高血压
可控制，但不能完全治愈

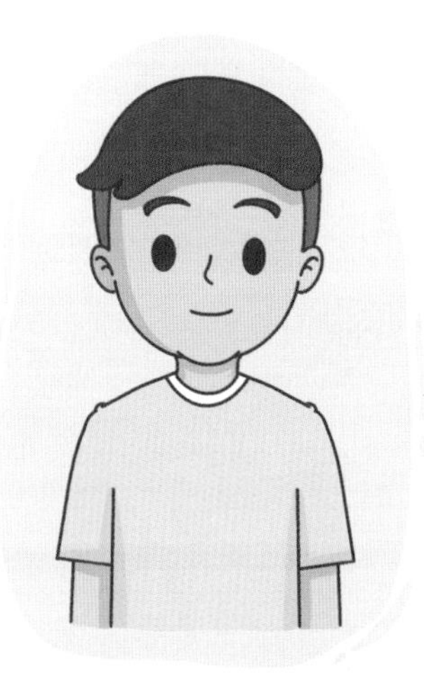

有些继发性高血压
找对病因，可完全治愈

原发性高血压是目前医学手段尚未查明病因的高血压，目前没有根治办法。虽然不能根治，但可以通过降压药物将血压控制在达标的范围内，并长期维持，可以最大程度地降低高血压带来的危害。

你的疑惑："我爷爷高血压 20 多年了，一直吃降压药，上次心肌梗死住院后，血压不但不高了，反而低了，医生告诉他暂时不要再吃降压药了。他这种情况不就是根治了吗？"

医生答：其实，这种情况下的血压下降，并不是高血压得到了根治，而是身体机能下降的表现。长期高血压可引起冠心病，甚至心肌梗死，导致心脏功能下降，心脏射血减少，血压下降，这种情况是高血压的靶器官——心脏受到损害的表现，而不是高血压治愈的表现。

继发性高血压，是由肾脏疾病、肾上腺疾病、内分泌系统疾病、肿瘤等导致的高血压，有些人称之为"可治愈的高血压"。当引起血压升高的原发病被治愈后，高血压可以治愈或缓解。

二、对降压药会产生依赖吗？

原发性高血压一般难以根治，如果不用药物降压，血压会一直处在高水平状态或者剧烈波动，给心、脑、肾等重要靶器官带来持续的危害。

为了降低血压，减轻高血压对心、脑、肾等重要靶器官的损害，患者需要终生服药，将血压控制在较理想的水平。

所以，不是对药物产生依赖，而是高血压本身需要终生用药来控制。一旦确诊患有高血压，且调整生活方式后血压仍然无法恢复到正常，则应在医生的建议下开始规律服用降压药，且不要轻易停药。

三、长期吃一种降压药会产生耐药性吗?

降压药和抗生素不同，长期服用同一种降压药，人体不会产生耐药性，

“为什么以前吃某种降压药效果挺好，最近疗效变差了，血压控制不稳了？”这主要和患者自身的血压波动有关，与药效减弱无关。因为随着年龄的增加，动脉粥样硬化程度逐

不要随便换药，
先找引起血压波动的诱因
最近血压控制不好，
是不是得换药效更强的降压药了？

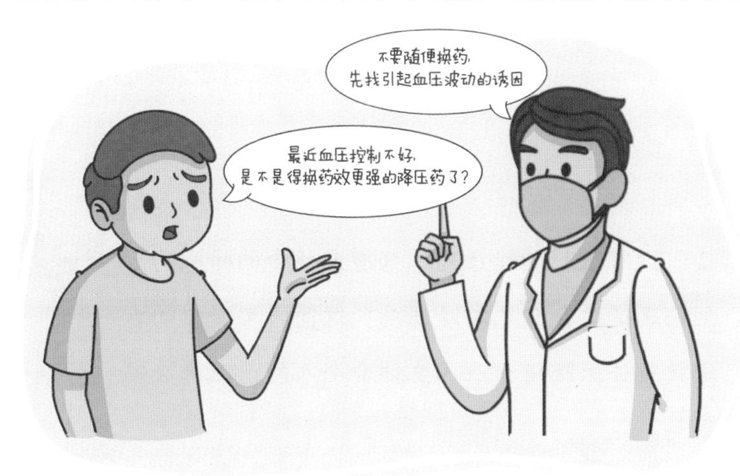

渐加重，血压逐渐升高，原来的药物或者降压疗效弱的药物自然无法继续很好地控制血压达标；此外，其他诱因，如熬夜、休息差、压力大、肥胖等，都可能引起血压波动。

因此，若血压控制不佳，应先寻找原因，针对原因处理。不建议反复更换药物。

四、有最好的降压药吗？

经常能听到患者提出这样的问题："医生，我有钱，你不用考虑价格，请给我开最好的降压药。"什么是好的降压药呢？真的有最好的降压药吗？

临床上认为，好的降压药应该能长期稳定地控制血压，避免血压较大波动，能降低高血压对靶器官的损害，长效且不良反应较小。

目前临床常用的降压药有五大类：血管紧张素转化酶抑制剂（ACEI）、血管紧张素受体拮抗剂（ARB）、钙离子拮抗剂（CCB）、β 受体阻滞剂和利尿剂。

医生漫话

没有最好的降压药，只有最适合的降压药。如何选择适合自己的降压药？既简单又安全的方法就是去医院请专业医生结合个人的情况来决定用药。

五、不想长期吃降压药，可以临时吃药吗？

高血压的控制是一项长期的任务，需要全程、规律地用药，切忌间断用药。目前临床使用的一线降压药都比较安全，不良反应较少，且一般不会出现严重的不良反应。因此，可遵医嘱放心服药。服药期间如果出现任何不适要随时咨询医生，在医生指导下调整用药，这样才能以最小的风险，获得最好的降压效果。

医生漫话

服药期间不能擅自减量或者加量，擅自减量会造成血压控制不达标，擅自加量会加重药物的不良反应，甚至导致血压骤降，造成严重不良后果。

不可以，
一定在医生指导下合理用药
降压药
平时吃着降压药，
血压控制很好，能减量或停药吗？

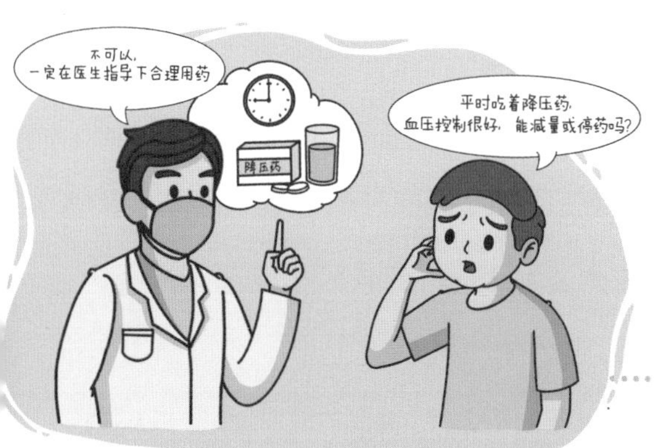

得了高血压并不可怕，要及时就诊，定期测量，按时服药，切忌道听途说、擅自用药，否则延误治疗，可能造成不可预估的身体损害。

第二节 继发性高血压的三大元凶

继发性高血压是指由其他器官或系统的疾病（原发病）所导致的血压升高。继发性高血压患者在高血压人群中占5%~10%。继发性高血压有以下几个特点。

（1）除了血压升高外，常常伴随其他原发病的症状。因此，有些人称它为“症状性高血压”，出现的症状有助于筛查原发病。

（2）继发性高血压患者的血压往往较高，且单纯用降压药物往往难以控制，发病年龄一般较早，中青年即可出现高血压。

（3）查找原发病是治疗继发性高血压的关键步骤。有效去除或控制病因后，继发性高血压往往可被治愈或明显缓解。

（4）继发性高血压患者发生心血管疾病、脑卒中及肾功能不全的风险往往更高。

因此，一旦发现有患继发性高血压的可能，需要积极查找原发病，并进行治疗，这是关键。临床上常见的引起继发性高血压的疾病有三类，下面，我们一起揭开这三大“元凶”的神秘面纱。

元凶一：肾脏疾病

肾脏疾病组成了一个“杀手集团”，分为两派：一派是肾实质性疾病，另外一派是肾血管性疾病。这两派“杀手”殊途同归，是临床上最常见的引起继发性高血压的疾病，其中，肾实质性高血压更多见。

1. 肾实质性高血压

10 岁的小志最近一直喊头晕，起初父母没在意，直到某天早上一起床发现小志的眼睛肿了，父母这才赶忙带他去医院检查。做了头颅 MRI，结果显示无异常。紧接着医生给他测量血压，发现血压高达 160/100 mmHg。看着小志红肿的眼睛，医生又让小志留尿标本化验尿常规和尿蛋白，结果显示有“血尿和蛋白尿”。医生告诉小志父母，小志很可能是急性肾小球肾炎，之前的头晕可能跟血压高有关系，而血压高是由急性肾小球肾炎引起的。因此，小志需要住院治疗急性肾小球肾炎这个原发病，原发病治好了，血压也就能恢复了。

从检测结果来看，
小志的血压升高是因为
急性肾小球肾炎引起的

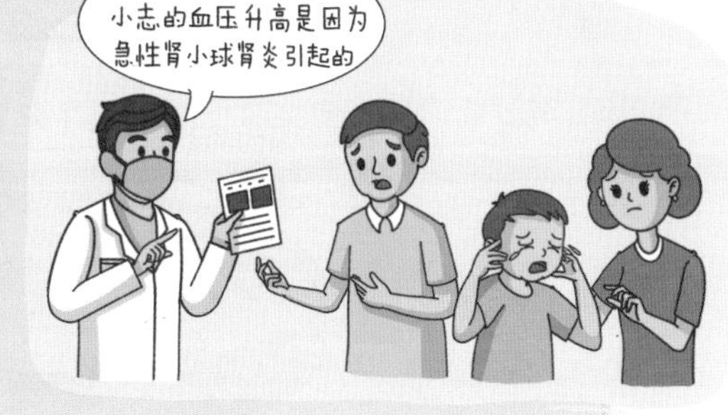

上述病例中的高血压，就是肾实质性高血压的例子，继发于急性肾小球肾炎。此外，肾病综合征、多囊肾、糖尿病肾病、狼疮性肾炎等也是常见的引起血压升高的肾实质性疾病。

肾脏在血压调控上担负着重要任务。当血中的盐分增加时，肾脏保持一定浓度的功能开始发挥作用，细胞内的水分流入血管，血压上升。血压上升时，肾脏会努力让盐分排出，

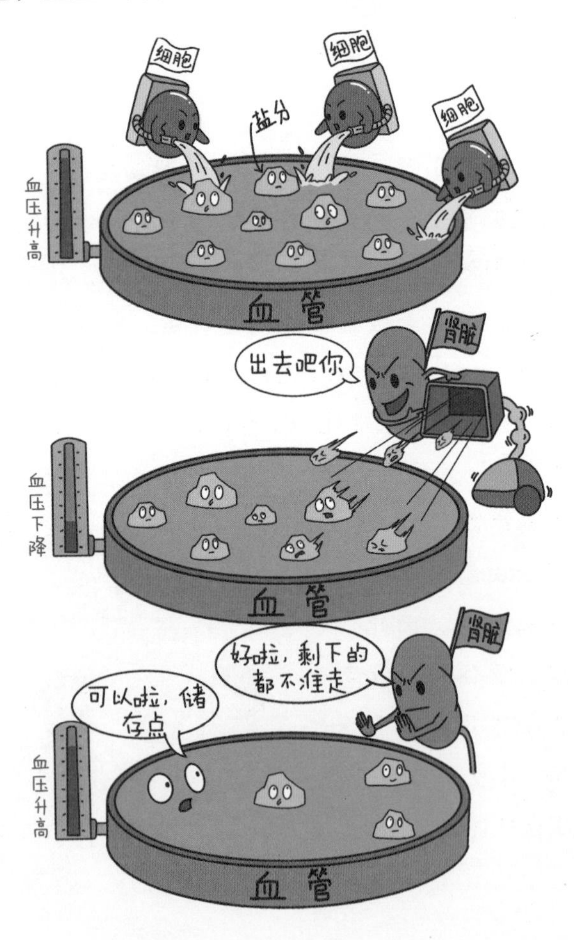

企图降低血压。血压下降到一定程度，肾脏就会减少盐分的排出，增加血容量，使血压上升，这是肾脏的工作。肾脏的疾病为什么会引起血压升高呢？这是因为肾脏是一个“排水器官”，其中的“排水泵”是肾脏实质内一个一个的肾单位。肾实质性疾病可以引起肾单位大量丢失，导致水钠潴留，造成循环血容量增加，血压升高。

医生漫话

一旦诊断为肾实质性高血压，在控制血压的同时，应及时去肾内科就诊，治疗原发病。

2. 肾血管性高血压

肾血管性疾病是引起血压升高的另一种重要的肾脏原发病。常见的肾血管性疾病是肾动脉狭窄，通常是由肾脏动脉粥样硬化引起的管腔堵塞狭窄，此外，动脉炎也可能导致肾动脉狭窄。

医生漫话

一旦怀疑是肾血管性高血压，需要做肾血管超声，必要时进一步做肾动脉造影，这是诊断肾动脉狭窄的金标准。若无肾功能受损，解除血管狭窄后，高血压可明显改善，甚至可以恢复正常。

元凶二：内分泌系统疾病

临床常见的可引起血压升高的第二“元凶”为内分泌系统疾病，其中以肾上腺病变最为常见，如原发性醛固酮增多症、嗜铬细胞瘤、库欣综合征等，均可导致血压升高。甲状腺功能亢进症也会导致血压升高，以上统称为内分泌性高血压。

内分泌性高血压是由于多种原因（增生、肿瘤）导致内分泌腺体分泌过多的激素，这些激素通过直接收缩血管或者导致水钠潴留，引起血压升高。这一类高血压具有以下特点。

（1）血压较高，降压药物较难控制。

（2）高血压呈发作性或者有明显的昼夜节律（因为激素分泌有昼夜节律）。

（3）靶器官损害出现较早，且较为严重。

（4）可伴有其他内分泌系统激活后的临床表现，如伴有无明显原因且难以纠正的电解质紊乱。

因此，一旦怀疑是内分泌性高血压，需进一步排查。

1. 原发性醛固酮增多症

18岁的小洲是一名成绩优异的高中生，他最大的梦想就是当飞行员，开战斗机。高考前，他参加了国家组织的飞行员招募，因体检测血压时发现高血压而落选。父母赶紧带他去医院检查，通过肾上腺薄层 CT 扫描发现肾上腺占位，测量血压高达 170/100 mmHg，血钾 2.9 mmol/L，醛固酮/肾素的比值较正常高，医生考虑患原发性醛固酮增多症的可能性较大。看着忧心忡忡的小洲父母，医生告知说，这种情况的高血压也算是“不幸中的万幸”，由于发现及时，还没出现靶器官损害，经手术切除瘤体后，血压或许就能恢复正常了。

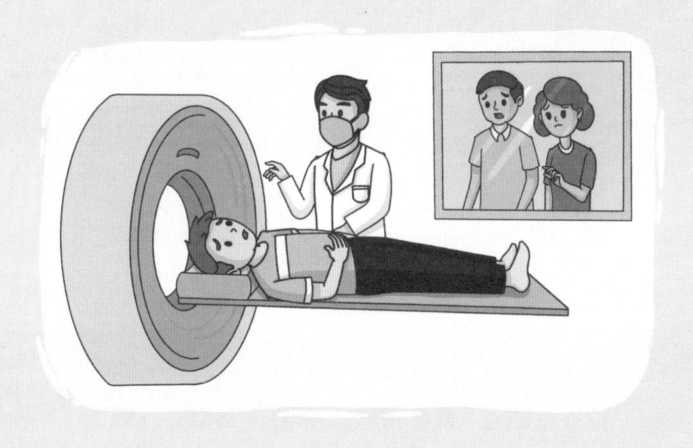

内分泌性高血压中最常见的疾病就是原发性醛固酮增多症，简称原醛症。研究表明，原醛症导致的血压升高，在难治性高血压患者中占 20%。

机体醛固酮的分泌，来源于一个叫肾上腺的器官。原醛症是因为肾上腺皮质增生或者肿瘤，额外分泌过多的醛固酮，进而导致机体“保钠排钾”，引起血容量升高，导致高血压低血钾，表现为头晕、水肿、肌无力、周期性瘫痪等症状。

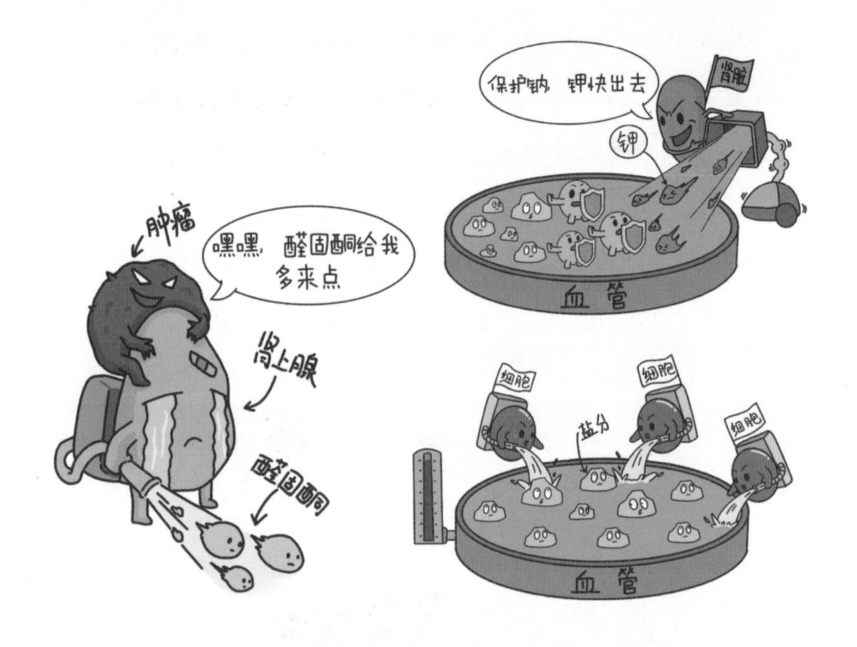

医生漫话

排查原醛症，需要做肾上腺的薄层CT扫描，化验醛固酮/肾素的比值，进行卡托普利抑制试验，必要时做分侧肾上腺静脉取血术。若确诊为原醛症，根据患者分型适合手术治疗的则建议手术治疗。

2. 嗜铬细胞瘤

王大姐今年44岁，最近半年得了一种怪病，总是突然头晕、头痛、心慌、胸闷、面色苍白、大汗、口唇麻木、四肢颤动，犯病时相当吓人，但休息1~2个小时就会明显好转，家里人一度以为是“癔症”。有一天在打麻将的过程中，王大姐又突然出现了上述症状，牌友及家人赶紧送她到医院，一测量血压200/120 mmHg，心率115次/分，虽然家属一直在旁边强调平常血压正常，医生还是坚持给予降压治疗，待症状缓解后查肾上腺薄层CT，发现肾上腺占位，医生考虑“嗜铬细胞瘤”。

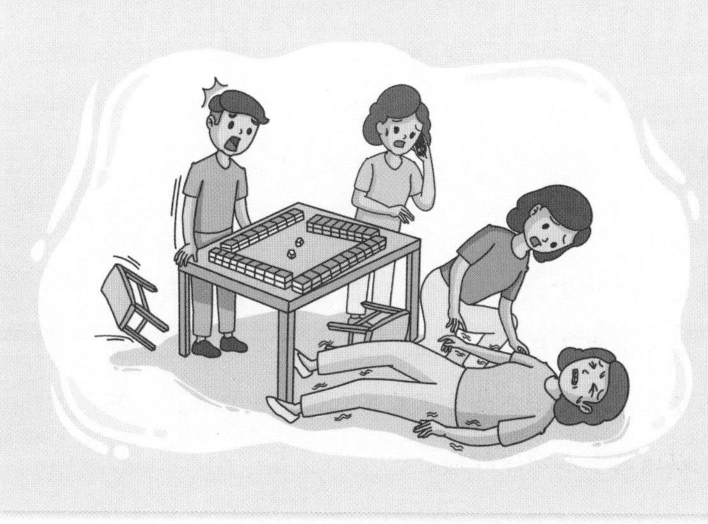

什么是嗜铬细胞瘤呢？嗜铬细胞主要源于肾上腺髓质，嗜铬细胞瘤，顾名思义，就是嗜铬细胞的异常增生。这些异常增生的肿瘤细胞大量合成、存储、分解和代谢儿茶酚胺，导致神经兴奋性提高、血管收缩，引起血压升高。

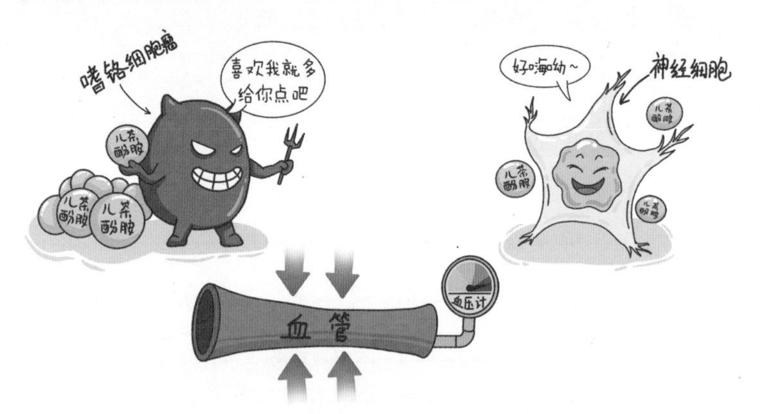

嗜铬细胞瘤引起的高血压，通常发病前毫无征兆，突然发作，血压骤升至 180/110 mmHg 以上，同时伴随心率加快、血管收缩等其他交感神经极度兴奋的表现，如出现头晕、头痛、心慌、胸闷、面色苍白、大汗、口唇麻木、四肢颤动等。一般症状持续数小时后会逐渐缓解。

医生漫话

一旦有以上症状，需要鉴别嗜铬细胞瘤：做肾上腺薄层 CT 扫描、化验血尿儿茶酚胺含量及其尿中代谢产物香草基杏仁酸。一旦确诊，可以通过手术切除肿瘤。

3. 库欣综合征

30 岁的张女士还未婚，之前的她身形苗条，面容姣好，是朋友眼中的标准美女。可是最近几年脸型越来越圆，开始不断长痤疮，肚子越来越大，皮肤也出现了类似妊娠纹的紫纹，体重几年间增长了 10 kg，月经也开始不规律，体检时发现血压也很高，到了 160/100 mmHg。张女士百思不得其解，她觉得自己肯定得了什么病，在各科室都看了一遍后，最后在内分泌科查出了左侧肾上腺长了一个 3 cm 的肿瘤，诊断为库欣综合征。在泌尿外科采用腹腔镜微创方式切除肿瘤后，不仅血压恢复了正常，经过 1 年的时间，身材也恢复如初。

你以前可是标准的美女啊
这几年血压高了，体重也涨了，还不停地冒痘痘，得了库欣综合征，近期准备做手术
术后一年变化真大啊，又变回大美女了
这个病手术治疗效果很好，越早治疗越好

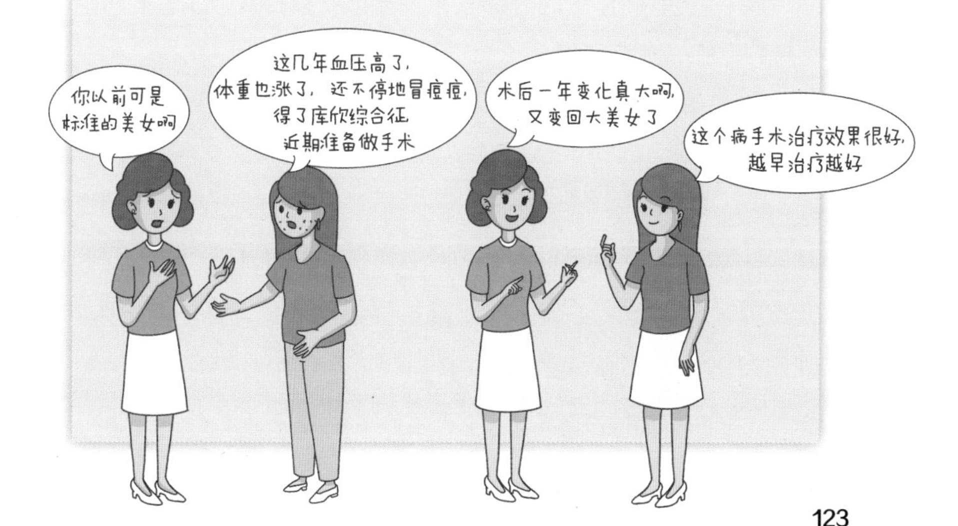

库欣综合征是由于多种原因导致肾上腺皮质分泌过多的糖皮质激素，进而引发了一系列的疾病症状，早期多数以血压升高为主。

这一类患者常常出现面部、颈部、背部或腹部肥胖，即“满月脸、水牛背、向心性肥胖”，还会出现皮肤变薄、宽大紫纹等。若出现上述症状，建议化验血尿游离皮质醇，进行地塞米松抑制试验，做胸部、头颅、肾上腺的 CT 或者 MRI 等检查，以查找发病原因。

医生漫话

若上述检查有异常，建议去内分泌科、神经外科或泌尿外科就诊，可行手术治疗或药物治疗。

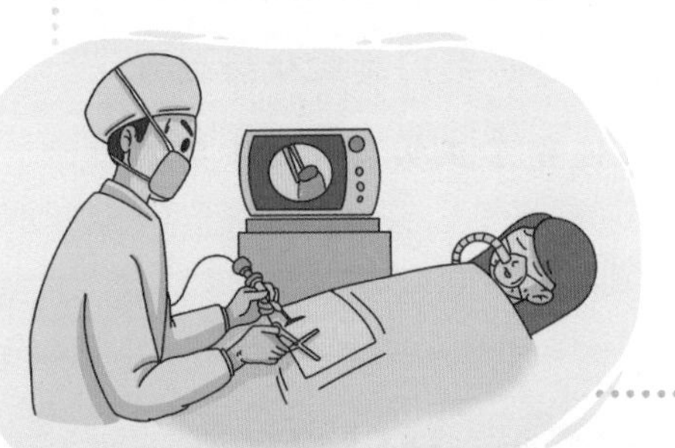

4. 甲状腺功能亢进症

甲状腺功能亢进症，在临床上较为常见，由它引起的高血压具有典型特点：收缩压升高，舒张压降低，脉压差增大。脉压差增大是甲状腺功能亢进性高血压（简称“甲亢性高血压”）的一个重要特点。

甲亢性高血压往往合并其他症状，如心率加快、食欲亢进、体重下降、脾气暴躁、易激惹，即常见的“怒目圆睁”的症状。

医生漫话

一旦出现可疑表现，应去内分泌科就诊，建议首先进行甲状腺功能检查（激素水平检查和抗体水平检查）和甲状腺超声检查。

元凶三：主动脉缩窄

临床常见的第三类引起继发性高血压的“元凶”是主动脉缩窄。

主动脉缩窄，是指主动脉局限狭窄，管腔缩小，多为先天性疾病。狭窄部位血流张力升高，进而引起血压升高。

轻度先天性主动脉缩窄，在儿童时期多无明显症状，大多到了青少年时期才有明显的表现，最常见的症状就是高血压。

这一类高血压具有明显的特点：第一，上、下肢血压数值差别较大，也就是说，升主动脉的狭窄，表现为上肢血压较高，而下肢血压较低或者正常，而且上、下肢血压的差值通常大于 20 mmHg；第二，常规的降压药物效果很差，对上、下肢血压差的改善不明显。

因此，在诊断青少年高血压前，最好先测量四肢血压，若发现四肢血压差距较大，建议进一步完善相关检查，查找有无主动脉缩窄。其中，大血管超声、主动脉血管造影（CTA）可作为初筛检查，血管造影仍是主动脉缩窄诊断的金标准。

医生漫话

主动脉缩窄的患者若不采取治疗，预后很差。根据相关文献报道，大部分患者在 40 岁左右时死亡，极少有患者能够在不采取有效治疗措施的情况下活过 50 岁。因此，一旦发现主动脉缩窄，应及时去心脏外科就诊，行外科手术治疗。

主动脉缩窄一定要
及时去心外科就诊，
进行手术治疗

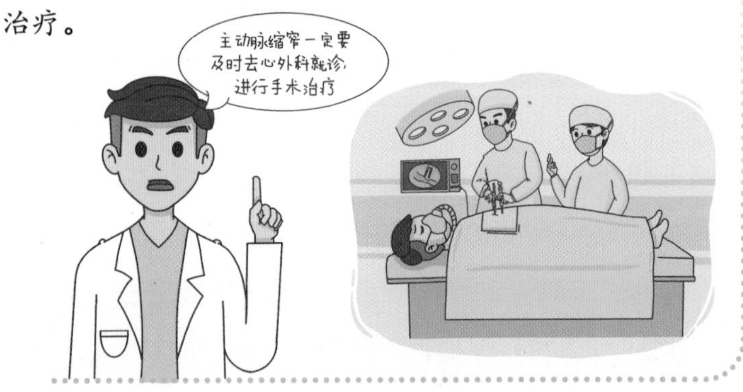

近年来，随着医学技术手段的进步，更多的高血压原因被检查出来。因继发性高血压危害较大、药物降压效果不佳、靶器官损害出现较早，所以，尽早找到引起继发性高血压的原因，是治疗继发性高血压的关键步骤。

第三节 高血压病因的微创手术治疗

一旦找到高血压病因，我们就有可能通过微创手术去除病因。当前，医疗技术进步日新月异，传统的开刀手术早已经被淘汰，就高血压病因治疗来讲，主要微创手术技术有以下三大类。

一、腹腔镜微创手术

腹腔镜微创手术也称为“钥匙孔”手术，经过三十多年的发展，目前已经成为各类腹部手术的主流微创方法。做手术时，医生在患者肚子上打 3 ~ 4 个钥匙孔大小的孔，其中一个孔放入摄像头与外接屏幕相连，另外两个孔放入手术器械，相当于主刀医生把自己的手和眼睛放到了患者的肚子里做手术，这样视野更清晰，操作更仔细，创伤更小。腹腔镜手术中有配套的各种微创专用的止血、切割、结扎设备，安全性很有保证。手术结束后，医生将切除的病理放入标本袋内通过扩大其中一个切口取出来，创伤很小。就拿肾上腺手术来讲，虽然肾上腺体积很小，但位置很深，在过去开放手术年代，为了手术暴露肾上腺，腹部切口往往很大，甚至有时需要拔掉患者一根肋骨才能完成手术，风险也大。现在通过腹腔镜手术，在患者肚子上打 3 个 0.5~1 cm 的切口，有经验的医生半小时就可以完成手术，创伤很小，患者当天就可以恢复饮食并下床活动，这已成为目前肾上腺手术的主流。腹腔镜微创技术已经发展得相当成熟，对于某些复杂疾病，比如 7~8 cm 以上的巨大肾上腺肿瘤，目前微创技术同样有可能完成，避免了开刀造成的严重创伤。

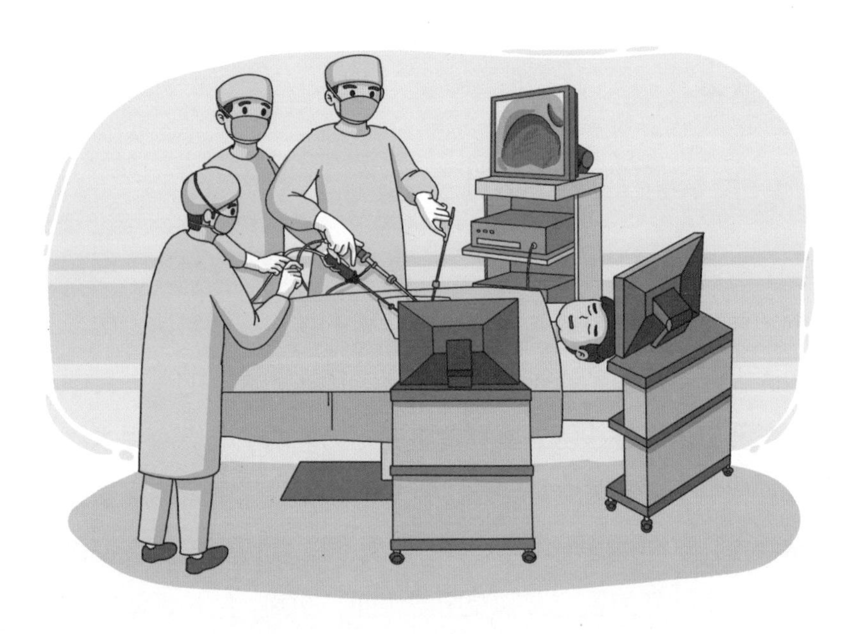

二、机器人微创手术

很多患者一听说达芬奇机器人微创手术，总是和我们说，“医生，我要求您给我做手术，不能用机器人做手术”。其实，这其中存在着很大的误解。机器人微创手术可以被认为是腹腔镜微创手术的升级版本，机器人设备其实不是一个机器人，而是一套系统。机器人微创手术和腹腔镜微创手术类似，都是在肚子上打孔，只不过机器人微创手术放入的不是常规手术器械，而是由主刀医生远程操控的各个机械臂。主刀医生在一旁的操作台上，通过双手指环操控机械臂，看着 3D 沉浸式屏幕进行手术。机器人微创手术较传统腹腔镜微创手术而言，有两个突出优点：一是机器人微创手术的摄像头分辨率更高，放大倍数是传统腹腔镜的 4~10 倍，同时因为是双摄像头，达到了真正的裸眼 3D 效果，从而使视野更清晰；二是各个机械臂操纵的器械在体内可以自由操控活动，而且通着高能电止血设备，手术操作更加细致，出血少，操作准确。可以说，机器人微创手术是传统腹腔镜手术的 2.0 版本，也代表了未来手术的发展方向。

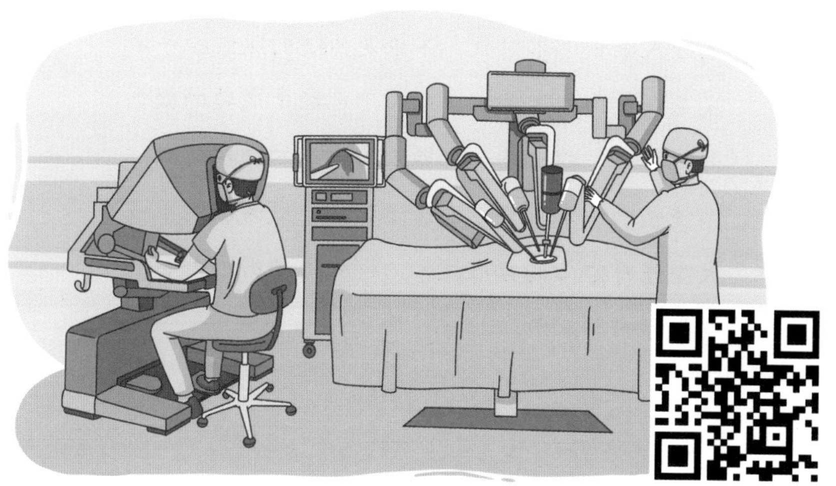

扫一扫，看机器人做手术

三、介入微创技术

对于有些高血压疾病，比如肾动脉狭窄，现在完全可以通过血管内介入技术而避免开刀。类似于心肌梗死患者放置动脉支架，医生可以通过在患者腕部或腿部动脉穿刺续入导丝、微导管，在X射线指引下到达动脉狭窄处，然后通过导丝置入动脉支架，以治疗动脉狭窄。这种手术创伤更是微乎其微，疗效确切，使患者完全避免了开刀。目前也诞生了机器人辅助介入技术，医生通过机械臂辅助，穿刺、置管更加精确，也代表了介入技术的未来。

医生漫话

高血压疾病一旦找到明确病因，目前多数病因都可以通过微创外科手术技术来治疗。外科早已进入微创手术时代，不论是传统的腹腔镜手术还是血管内介入手术，现在都已经是成熟的微创外科技术。以达芬奇机器人为代表的机器臂操作系统辅助手术，目前发展迅猛，已成为国内很多大型医疗中心的标准技术，也代表了微创外科的发展方向与未来。

第四章 吃药比吃饭还重要！

正确服用降压药，预防靶器官受损

你是不是又忘了
按时服药啊
血压好像又高了，
难受啊
降压药
吃药比吃饭重要，
按时服药是硬道理
降压药

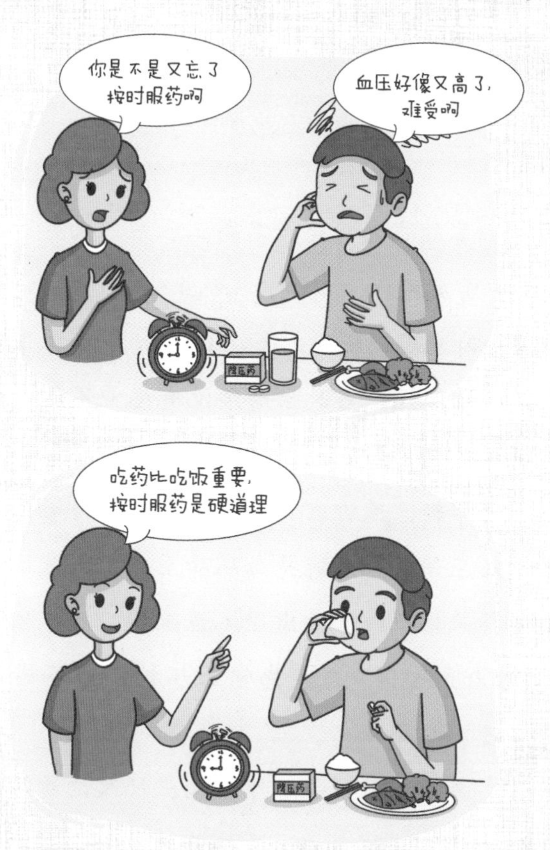

高血压患者，很容易忽视“按时服药“的用药原则，并且吃药时间比较随意，导致用药效果不佳。为什么要每天按时吃药？为什么吃药比吃饭更重要？这里面的学问您需要彻底搞清楚。

第一节

按时吃药是硬道理，关于吃药这些事儿

50 岁的张老师是一名高三班主任兼英语老师，生活中雷厉风行，工作中兢兢业业。5 年前，张老师在体检时发现血压高，165/105 mmHg，医生建议她吃药控制血压。当时张老师没有感觉不适，自认为血压高是工作压力大、久坐等原因引起的，她相信自己还年轻，通过改变生活方式，坚持锻炼，即使不吃降压药，也定能将血压降至正常。这几年她一直坚持锻炼，由于没出现不适症状，偶尔测血压为 150/100 mmHg，自我感觉血压控制得不错，所以一直没有吃降压药。

高考前 1 周，张老师在加班批改试卷时，突然出现头晕、下肢乏力，紧接着出现意识不清。同事赶忙送她去医院急诊，测血压 180/100 mmHg，做头颅 CT 提示“脑出血”。万幸的是，经过积极抢救，张老师已经恢复意识，虽然肢体活动仍然不便，但医生说这次出血量不大，经过积极的康复治疗，有望恢复健康。医生还告诫张老师及其家人，之前发现血压高就应该服用降压药，这次生病主要是由于长期高血压导致脑动脉粥样硬化，幸亏还有机会弥补，以后必须规律地服用降压药，严格控制血压，避免再次出现心脑血管并发症。

张老师的爱人后悔不已，忙说道："都怪我，没监督她吃药。主要是之前老张跟我说，她的同事好多查体发现血压高，医生建议先改善生活方式，暂时不用降压治疗。我去年查体也发现血压偏高，145/90 mmHg，医生也没让我吃药。到底哪些人血压高必须吃降压药？哪些人可以观察呢？"

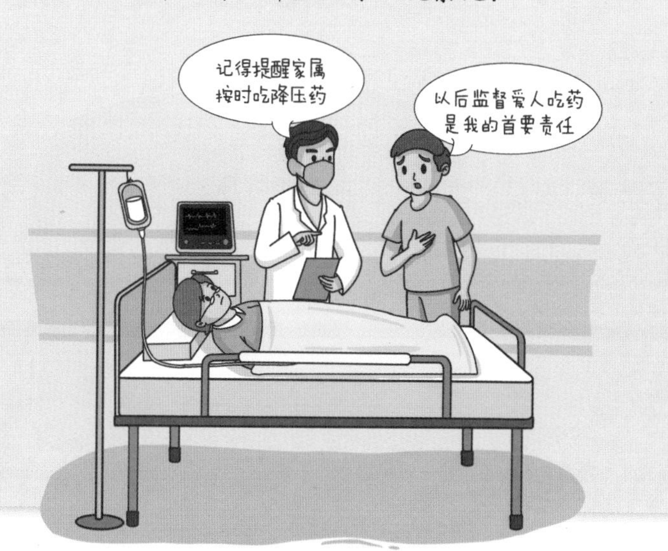

健康饮食、坚持锻炼和合理应用降压药物是控制高血压的三大法宝。其中，合理应用降压药是治疗高血压的关键步骤。

一、哪些高血压人群必须服用降压药?

医生建议，当高血压患者的血压低于 160/100 mmHg 时，首先通过改善生活方式和适当运动控制血压。若血压控制不佳，可选择使用降压药物。若血压高于 160/100 mmHg，则建议在改善生活方式的同时，服用降压药物。若高血压合并糖尿病，或者高血压患者已经出现了心、脑、肾等靶器官损害或者其他并发症，必须使用降压药强化降压治疗。

二、坚持服药是必备功课

高血压患者若血压控制不佳，波动较大，可导致心肌梗死、脑卒中、脑出血等心脑血管疾病，出现肾功能下降、视力下降等并发症。因此，长期服用降压药的患者，为了维持血压稳定，预防并发症，必须将坚持服药作为每天的必备功课，就像吃饭、喝水一样重要。

医生漫话

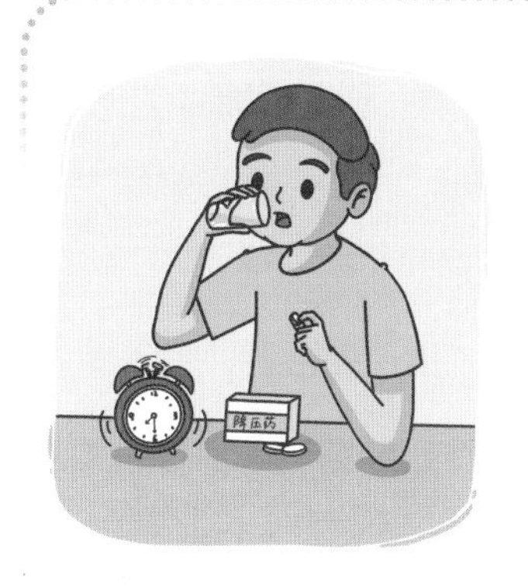

必须坚持每天规律服用降压药，因为药物不良反应的风险远低于降压的获益。切忌在服药期间发现血压恢复正常后自行停用降压药。

三、降压药的服药时间有要求

人体 24 小时的血压波动多数为杓型，即上午 6 点到 10 点、下午 16 点到 18 点为血压高峰，凌晨 2 点到 3 点为血压低谷。高血压患者的血压曲线可分为杓型、反杓型及非杓型，降压药的服用时间可根据血压曲线来决定。因此，给予降压

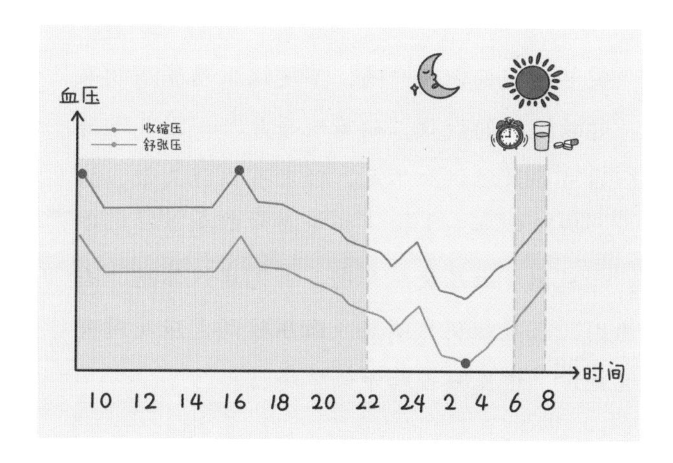

药物治疗之前应监测患者 24 小时的血压变化。

（1）对于杓型清晨高血压的患者，一般建议晨起后空腹服药。建议服用长效降压药，通常每天 1 次，最好是早上睡醒后服用，这样可以保持全天血压稳定。

（2）对于非杓型及反杓型夜间高血压的患者，血压高峰往往出现在夜间。研究表明，反杓型高血压具有更高的心血管危险性，建议睡前服用降压药。

（3）为增加患者的依从性、维持血压的全天稳定，建议服用长效降压药。必要时在医嘱下服用短效降压药，应按照时间平均分配，如每日早晚各服 1 片。

（4）对于较难控制的高血压，患者需要服用 2~3 种降压药，这种情况可以根据血压曲线，顿服（一次性全部服下），或者分时间段服用，如早上服用一两种降压药，另外一种可在晚上服用。

医生漫话

突然出现的血压升高，不建议服用降压效果强、起效迅速的短效“硝苯地平片”，因其迅速降压后可导致脑供血不足，轻者可出现头晕、头痛、心慌等脑缺血表现，严重者可引起急性脑梗死。一旦出现血压突然升高，首先建议休息，去除诱因，若症状仍然明显或血压较高，应及时去医院就诊，遵医嘱或给予静脉降压。

四、服用降压药的注意事项

正确认识服用降压药过程中需要注意的问题，能够最大限度地有效发挥降压药的药理作用，并减少药物不良反应的发生。

（1）若服用单种药物血压控制不佳，建议联合用药，疗效通常优于单纯增加药物剂量。

研究表明，降压药的联合应用，不仅可以增加降压药的降压效果，起到“1+1 > 2”的作用，还可以彼此减轻降压药的不良反应。而单纯增加药物的剂量，不但对增加降压效果的作用不大，反而会增加药物的不良反应。因此，医生建议，对血压高于 160/100 mmHg 且高于目标血压 20/10 mmHg 的高危患者，或单种药物治疗未达标的高血压患者应进行联合用药降压治疗。但不建议普利类和沙坦类药物联合用药。

联合用药对于
血压控制不佳的人效果更好哦
是的，具体如何搭配用药，
一定要在医师指导下进行
洛尔类
沙坦类
普利类
地平类
利尿剂

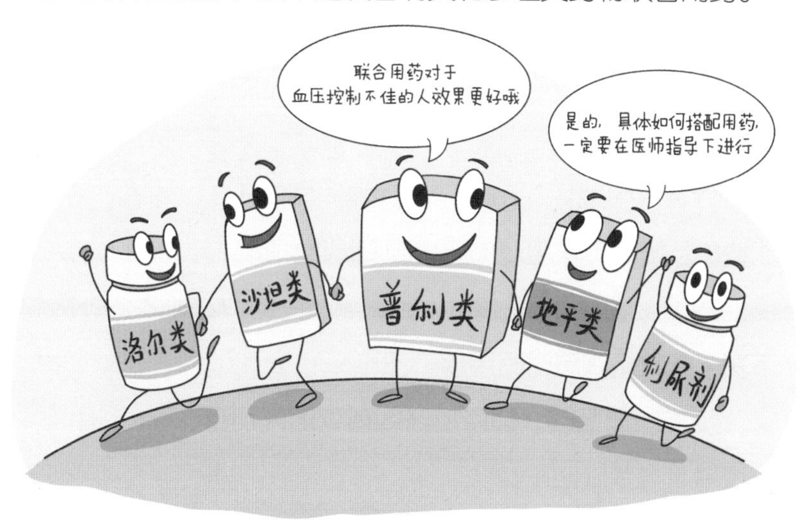

（2）老年人服用降压药，需要慢慢增加降压药的剂量，不能急于求成，避免出现低血压。因为血压急速下降可能引发心脑血管意外，如脑梗死等。

五、漏服降压药，怎么办？

如果漏服降压药，请记住补服药物的一般原则。

倍他乐克属于β受体阻滞剂，假如您每天早上8点吃药，现在才10点，赶紧补上，来得及
早上忘了吃倍他乐克了，要不要补上？

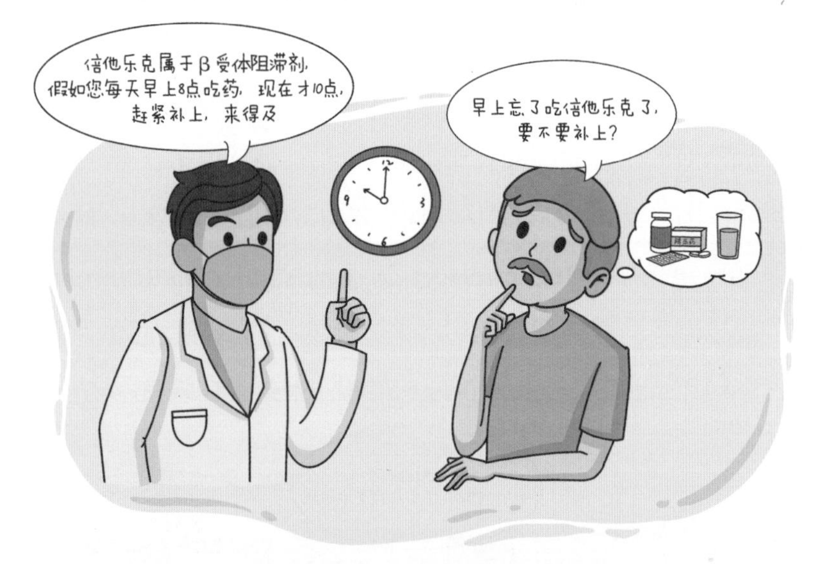

（1）漏服发生在两次用药间隔时间的 1/2 以内者，应立即按量补服，下次服药仍可按原间隔时间。

（2）若漏服时间已超过用药间隔时间的 1/2，则不必补服，下次务必按原间隔时间用药。

（3）出现漏服，切忌加倍剂量或加大剂量，以免引起药物过量，导致低血压。

（4）对于一些半衰期较长的降压药，如氨氯地平、替米沙坦等，因半衰期远超 24 小时，偶尔一次漏服可不用补服。

（5）若漏服 β 受体阻滞剂，则建议及时补服，因为突然停止这类药物会出现血压反跳的现象。

六、降压药必须空腹服用吗？

一般的降压药，如常用的钙离子拮抗剂（氨氯地平、硝苯地平）、血管紧张素转换酶抑制剂（依那普利、贝那普利）、血管紧张素 II 受体拮抗剂（缬沙坦、厄贝沙坦）、β 受体阻滞剂（索他洛尔、琥珀酸美托洛尔）等与进食无明显相关性，可空腹也可餐后服用，固定时间即可。而非洛地平、卡托普利等建议空腹服用。

降压药必须空腹服用吗？
我们这几类降压药大多和进食没有相关性，按时服药即可
地平类
普利类
沙坦类
洛尔类

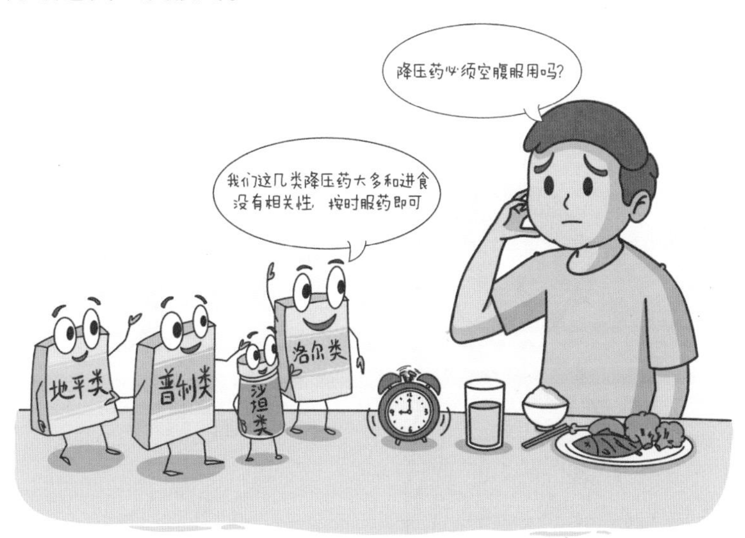

七、降压药不能与哪些食物同用?

常规服用降压药应用清水送服，避免使用牛奶、咖啡、西柚汁、饮料、茶水等送服，以免影响药效。同时，高血压患者在饮食方面要保持清淡、低盐、低脂、低胆固醇，还要避免饮酒。

八、不要随便嚼服或掰开服用降压药

为了维持降压效果的稳定，降压药需要维持 24 小时缓慢释放。因此，一些长效制剂如硝苯地平缓释制剂、控释制剂应运而生。此类药物每日服用次数少，也增加了患者的服药依从性，受到医生和患者的青睐。

这类药物制剂，内含药品缓控释独特结构，如嚼碎或者掰开服用，则使药品缓控释机制遭到破坏，药物瞬间释放，容易造成血药浓度过高而过度降压或出现降压不平稳的现象。

药片太大了，能掰开吃吗?
我属于硝苯地平缓释制剂，具有缓控释独特结构，千万不能掰开，否则影响降压效果

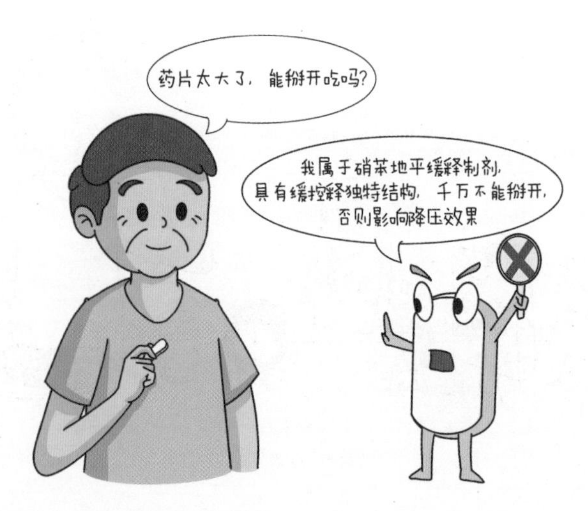

九、服药后体位有讲究

老年人服用一些起效快、降压作用强的降压药，如哌唑嗪、特拉唑嗪等 α 受体阻滞剂类降压药，可引起体位性低血压，因此，老年人服用此类药物后应保持卧位，不宜做迅速起立的动作，建议睡前服药。

十、血压四季有变化

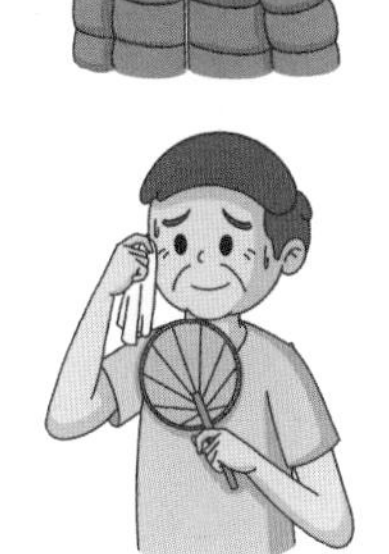

血压不仅随着昼夜变化，也随着四季的变化而变化。正常状态下，冬天天气寒冷，血管收缩，血压偏高；夏天温度高，血管扩张，血压偏低。因此，高血压患者需要监测血压，在夏季若出现血压偏低的情况，在医生指导下可适当减量或者减少降压药的种类。切记不可自行减药或停药。

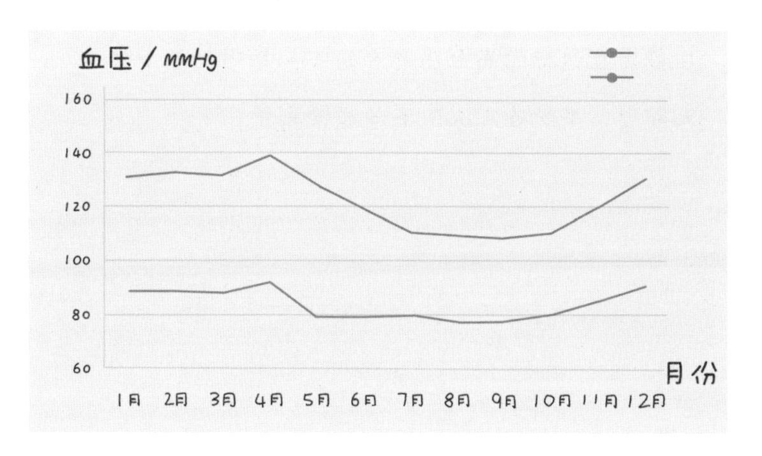

十一、降压药不是万能的

血压升高时，单纯靠吃降压药控制血压是不够的，因为降压药不是万能的。除了规律地服用降压药以外，健康的生活方式对辅助降压是很有必要的。

十二、定期监测血压

定期监测血压是高血压防治过程中的重中之重。尤其是服用降压药的患者，定期监测血压是观察降压药的疗效、制定降压方案的重要依据。

医生漫话

对于被初次诊断为高血压或血压控制不好、正在调整降压方案的患者，由于血压波动的幅度比较大，最好每天测量 2 次血压。而对于血压稳定且达标的高血压患者而言，每周测量 1~2 天即可，早晚各 1 次，不必频繁测量。

第二节 如何选择合适的降压药

同样是血压高，用药可能不同，
具体用药必须经医生评估后再决定
厄贝沙坦
氢氯噻嗪片

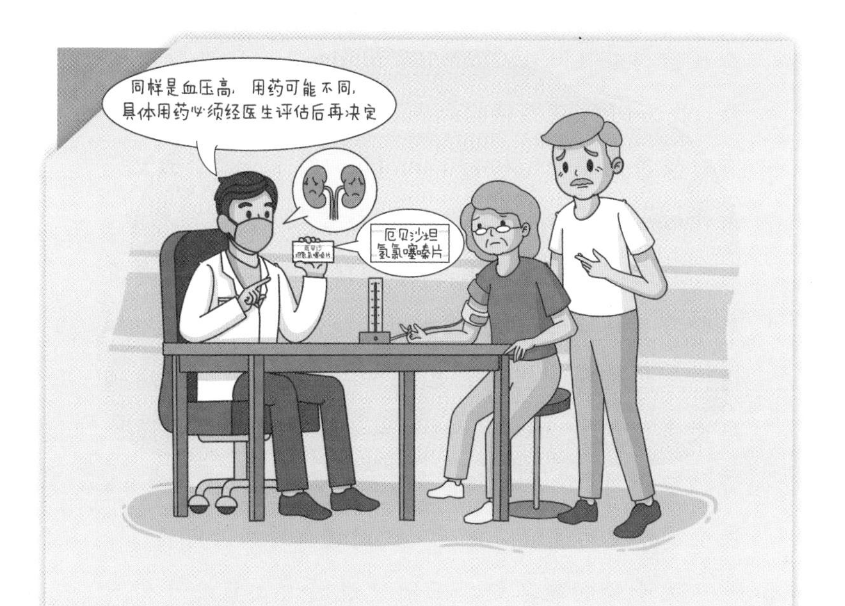

王阿姨今年 60 岁，去年参加社区免费健康查体时，发现自己血压高，达到 170/100 mmHg。医生建议王阿姨去医院开点降压药。一想到去医院，王阿姨就紧张。王阿姨的老伴高血压已经 5 年了，一直吃“厄贝沙坦氢氯噻嗪片”降压，效果挺好，血压控制得不错，所以她认为这个降压药很好，自己吃这种降压药应该也可以。因此，王阿姨自作主张先

吃着老伴的降压药，正好还能跟老伴互相监督着吃药。最近 1 年，王阿姨一直规律地服用“厄贝沙坦氢氯噻嗪片”降压，自觉血压控制得挺好，偶尔测血压维持在 140~150/90~100 mmHg，也没去医院检查。最近 1 周，王阿姨的血压到了 160/100 mmHg 以上，有时候甚至高于 180/110 mmHg，经常头晕，最近 3 天开始出现恶心、想吐的症状，这才赶紧来医院检查。

入院后测得的血压是 185/110 mmHg，化验血清肌酐为 660 μmol/L。医生赶忙追问王阿姨病史才知道，王阿姨肾功能不好已经 5 年多了，以前血清肌酐大多维持在 300 μmol/L 左右。医生诊断为慢性肾功能衰竭（尿毒症期）、高血压病 3 级（很高危）。医生建议王阿姨换降压药，同时进行透析治疗。

关于肾功能不好，王阿姨说因为之前没什么不舒服，所以一直也没治疗。去年查体的时候，血清肌酐不到 300 μmol/L，没想到这才 1 年，血清肌酐就升到这么高了。医生告诉王阿姨，去年发现血压高，很有可能就是因为肾功能不全。这种慢性肾功能不全导致的高血压，不应该服用“厄贝沙坦氢氯噻嗪片”这一类降压药，因为它会加重肾功能不全的症状，同时还容易产生高钾血症，威胁生命。

王阿姨的情况令人唏嘘不已。这深刻的教训告诉我们，每个人的降压药都应该根据个人的具体情况选择，也就是因人而异，切忌随意服降压药。

降压药的选择是一个非常复杂和专业的过程，需要专科医生结合患者的血压值、年龄、生活习惯、合并疾病、有无并发症等具体分析。

一、常见的五类一线降压药

临床上常用的一线降压药主要分为五大类：作用于肾素－血管紧张素－醛固酮系统（RAAS）的血管紧张素转换酶抑制剂（ACEI）、血管紧张素Ⅱ受体拮抗剂（ARB），作用于交感神经的β受体阻滞剂，作用于血管平滑肌的钙离子拮抗剂（CCB）以及作用于肾单位的利尿剂。

第一类：血管紧张素转换酶抑制剂（ACEI）

老张今年60岁，有糖尿病5年多了，并且合并肾病微量白蛋白尿。雪上加霜的是，1年前，老张又出现了心肌梗死。出院后半年左右，出现双脚浮肿，医生说合并了慢性心功能不全。

最近 1 个月，老张发现血压升高，最高达到了 156/95 mmHg，伴头晕、头痛，于是赶紧去医院检查，心脏彩超检查提示左室舒张功能障碍。

医生处方

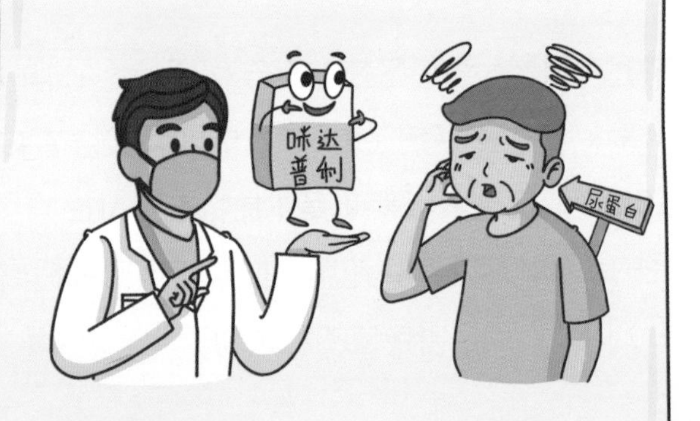

医生建议：

1.咪达普利，每天1次（建议晨起空腹服用），每次1片（10 mg）；

2.监测血压，注意有无刺激性干咳；

3.如有不适，及时就诊。

咪达普利属于血管紧张素转换酶抑制剂（ACEI），此类药物主要作用于肾脏的 RAAS。由于这类药的药名中都有“普利”二字，所以俗称“普利类”。常见的药物有卡托普利、贝那普利、福辛普利、咪达普利等。这类降压药物起效较慢，但降压作用比较平稳。

医生漫话

普利类降压药尤其适用于伴随慢性心力衰竭以及有冠心病和心肌梗死的老年高血压患者。此外，在不影响糖、脂肪代谢的同时，还可以减少尿蛋白。因此，对于合并糖尿病肾病、代谢综合征、慢性肾脏病、蛋白尿或微量白蛋白尿的轻中度高血压患者，普利类是合适的选择。普利类降压药禁用于对此类药物过敏者、双侧肾动脉狭窄、高钾血症及妊娠妇女。

第二类：血管紧张素 II 受体拮抗剂（ARB）

上一个病例老张，在遵医嘱服药后，血压控制得不错，大多在 130/80 mmHg 以下，但近 1 个月反复出现刺激性咳嗽，没有痰，也没有发热等感染的表现，于是又来医院门诊就诊。

医生处方

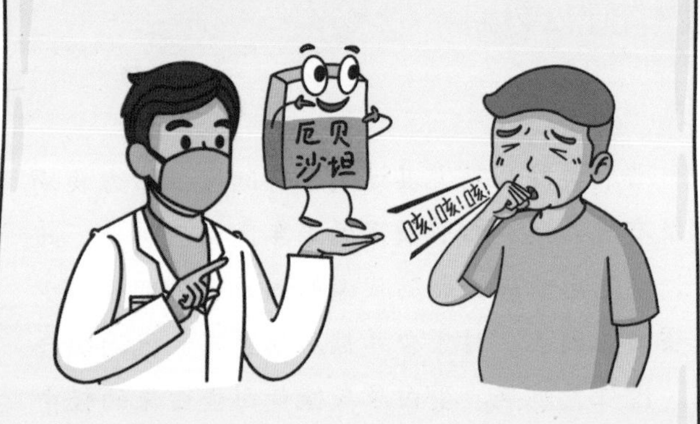

医生建议：

1.暂停咪达普利，换用厄贝沙坦（150 mg），每天1次（建议晨起空腹服用），每次1片；

2.观察服药后的反应，并监测日常血压；

3.3个月内复查肾功能、电解质，如有不适，及时复诊。

厄贝沙坦属于血管紧张素 II 受体拮抗剂（ARB），此类药物也是作用于 RAAS。由于这类药的药名中都有“沙坦”二字，所以俗称“沙坦类”。代表药物有氯沙坦、缬沙坦、厄贝沙坦、替米沙坦、奥美沙坦等。

医生漫话

普利类和沙坦类降压药，作用于相同的神经内分泌调节系统（RAAS）中的不同环节，均有改善心室重构、保护靶器官的优势。沙坦类降压药的适应证、药物不良反应及禁忌证与普利类降压药大致相似。但相较于普利类降压药，沙坦类降压药的刺激性干咳、神经血管性水肿等不良反应的发生率更低，患者依从性更好。

第三类：β 受体阻滞剂

王阿姨今年 50 岁，高血压病史 10 年，血压最高达 180/150 mmHg，慢性肾功能不全病史 6 年，血清肌酐最高达 300 μ mol/L。1 年前被医生诊断为冠心病，服用扩血管药物“消心痛片”，但仍然间断出现胸闷、胸痛的症状，近期复查心脏彩超，提示心功能减低。

王阿姨以往很规律地服用硝苯地平降压，血压一般维持在 140~160/90~100 mmHg。近日到高血压门诊复查，血压 150/95 mmHg，心率 90 次 / 分。

针对患者高血压及心绞痛情况，医生建议如下。

医生处方
琥珀酸美托洛尔
医生建议：
1.加用琥珀酸美托洛尔，47.5mg，每天1次，每次1片；
2.定期监测血压、心率；
3.定期复诊，并根据心率变化调整剂量；
4.针对患者冠心病，建议去心内科就诊。

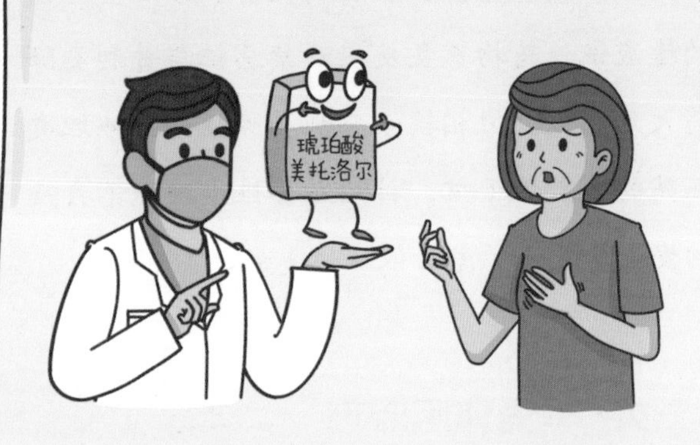

琥珀酸美托洛尔属于 β 受体阻滞剂，它可以抑制交感神经系统对心脏的影响，也就是抑制心肌收缩力、减慢心率，从而发挥降压作用。由于这类药的药名中都有“洛尔”二字，所以俗称“洛尔类”。代表药物有琥珀酸美托洛尔、酒石酸美托洛尔、比索洛尔等。

医生漫话

这类药物起效快，且可以减慢心率，降低心肌耗氧，因此，尤其适用于伴有快速性心律失常、冠心病、心绞痛、慢性心力衰竭的高血压患者。由于其降压作用较弱，常与其他降压药合用。

第四类：钙离子拮抗剂（CCB）

70 岁的刘大爷今年在社区健康查体中心发现血压 170/70 mmHg。刘大爷说以前自己身体一直很健康，经常爬山，也没有同龄人常见的冠心病、糖尿病等慢性疾病史。他来高血压门诊后，测血压为 165/75 mmHg，心率 72 次 / 分，做心脏彩超检查，提示“主动脉瓣退行性病变”。

医生处方

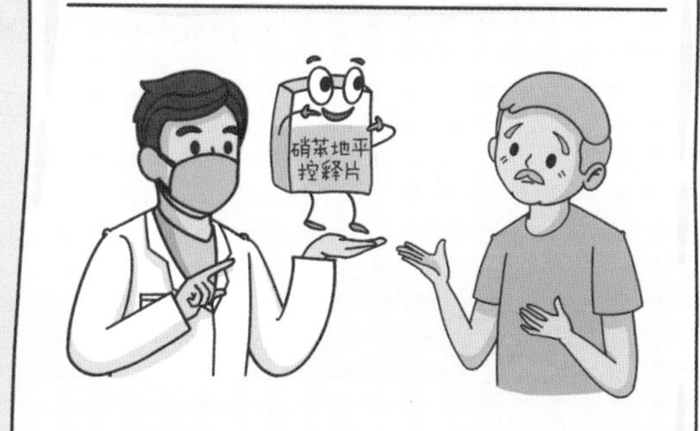

医生建议：

1.服用硝苯地平控释片，每片30 mg，每天1次，每次1片；

2.平时定期监测血压、心率，注意有无牙龈增生、心率增快、脚踝水肿等不良反应；

3.如有不适，及时就诊。

硝苯地平控释片属于钙离子拮抗剂（CCB），此类药物可以直接阻断血管平滑肌细胞上的钙离子通道，直接发挥扩张血管的作用，因此降压作用较迅速，且降压效果较强。

临床常见的钙离子拮抗剂（CCB）分为二氢吡啶类 CCB 与非二氢吡啶类 CCB。用于降压的主要是二氢吡啶类 CCB，这类药的药名中都有“地平”二字，所以俗称“地平类”。代表药物有硝苯地平、非洛地平、氨氯地平等。

医生漫话

这类降压药起效迅速、降压作用较强、降压效果稳定，可以适用于大多数患者，比如老年性高血压、单纯收缩期高血压。对于合并心力衰竭的患者，应谨慎使用二氢吡啶类 CCB 降压药，因为此类药物会激活神经内分泌系统，使心功能恶化。

第五类：利尿剂

79 岁的牛大爷有高血压病史 10 多年了，血压最高达 190/120 mmHg。最近几年，牛大爷一直规律地服用硝苯地平、厄贝沙坦、倍他乐克降压，血压基本控制在 145~155/80~90 mmHg。近日，牛大爷来院复诊，心脏彩超提示“心脏收缩功能下降”，根据病情需要调整降压药。

医生处方

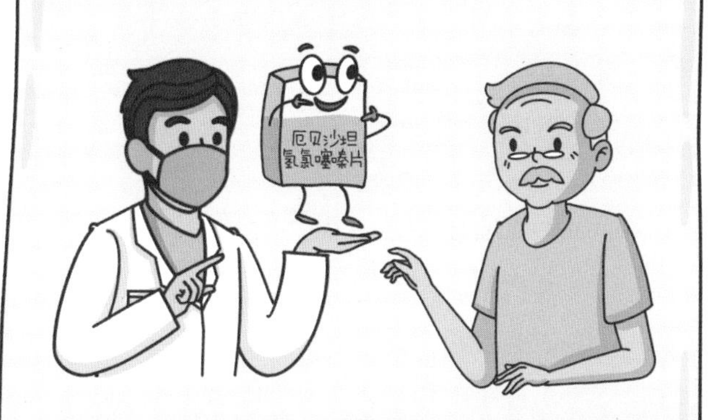

医生建议：

1.将厄贝沙坦换成厄贝沙坦氢氯噻嗪片；

2.其余降压方案不变，每天监测血压；

3.定期监测肾功能、电解质，如有不适，及时就诊。

用于控制血压的利尿剂主要是噻嗪类利尿剂，可以通过排钠利尿、降低血容量来降血压。噻嗪类降压药，作用温和，降压效果弱，可单独使用，也可与其他降压药合用，或制成复合制剂。

医生漫话

利尿剂最常见的是与沙坦类合用，组成复方制剂。该类药物主要适用于摄盐较多的老年高血压、单纯收缩期高血压或伴心力衰竭患者。

二、其他降压药

除了以上提到的五大类一线降压药外，还有一些其他类型的降压药。

1. α-受体阻滞剂

α–受体阻滞剂可以通过抑制交感神经发挥降压作用，代表药物有多沙唑嗪、哌唑嗪等。此类药物虽然降压作用较强，但不良反应较多，比如，降压持续时间较短，体位性低血压的发生率较高。而且这类药物只是单纯降低血压，没有对心、脑、肾等靶器官的保护作用。因此，一般不作为治疗高血压的首选药物。

2. 利血平、可乐定等

这类药物同样只是单纯降压，没有对靶器官的保护作用，一般不会作为降压药的首选。服用此类药物，患者可能出现低血压、溃疡、口干、头晕等不适。

常用的五大类降压药相对安全有效，均可作为初始治疗用药。建议在医生的指导下根据高血压类型、个人情况等选择药物，进行个体化治疗，千万不可随意用药或停药。

第三节 降压药的不良反应知多少

降压药的不良反应是高血压患者最为关注的问题之一。对于需终身服用的药物，一定要清楚其不良反应并加以防范，确保安全用药。

一、血管紧张素转化酶抑制剂（ACEI）

ACEI 类降压药，不仅降压效果稳定，还具有改善心室重构、减少尿蛋白等优势，因此，这类降压药备受医生及患者青睐。不过，在服药期间可能有以下不良反应，应注意观察。

1. 刺激性干咳

患者可在服药最初几个月内出现反复发作的刺激性干咳，夜间休息时略严重，停药后咳嗽消失，再次服药后又出现干咳。如症状不严重，可以耐受的患者，可继续用药；如持续咳嗽，影响正常生活，可考虑停药，并改用 ARB 类降压药。

2. 血管性水肿

患者服药后若出现颜面及唇舌水肿，甚至声音嘶哑、呼吸困难等症状，伴或不伴有皮疹、瘙痒、发热、面色潮红等反应，需考虑血管神经性水肿的可能。症状的严重程度与药物剂量无关。

不过，此类不良反应较为罕见，发生率 < 1%，多见于首次用药或服药后 24 小时内。但有发生喉水肿的可能，可引起窒息，威胁生命，因而其危险性较大。

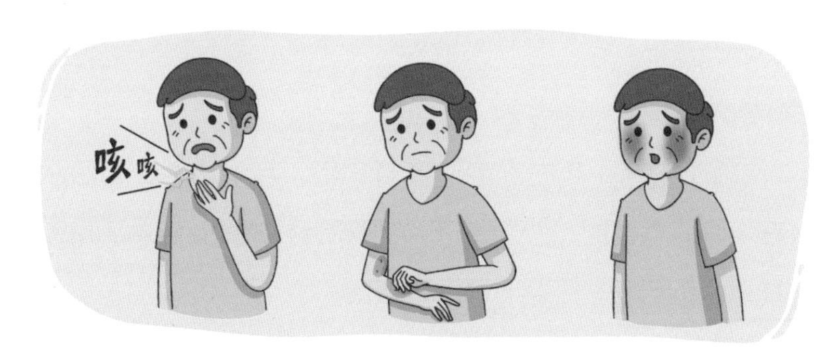

处理方法

（1）一旦怀疑为血管神经性水肿，应立即停药。

（2）若发现阻塞气道，可给予肾上腺素、抗组胺药、糖皮质激素等药物治疗，必要时做气管插管治疗。

此后，这类患者应避免再次使用 ACEI 类降压药。

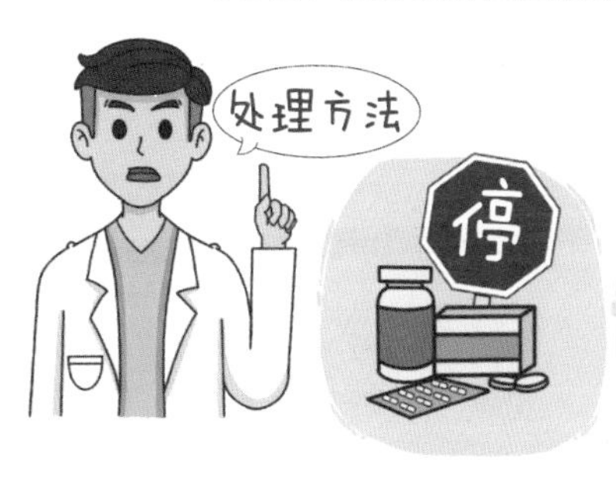

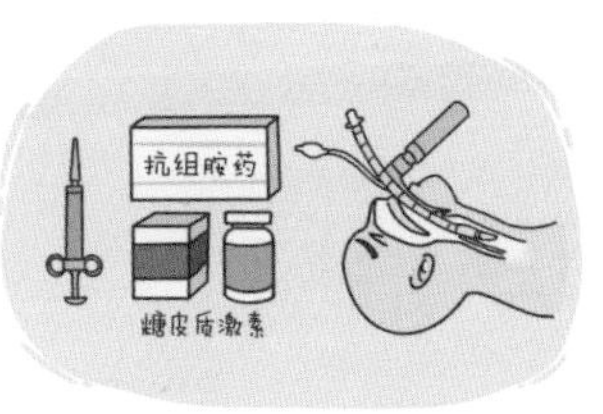

3. 肾功能下降

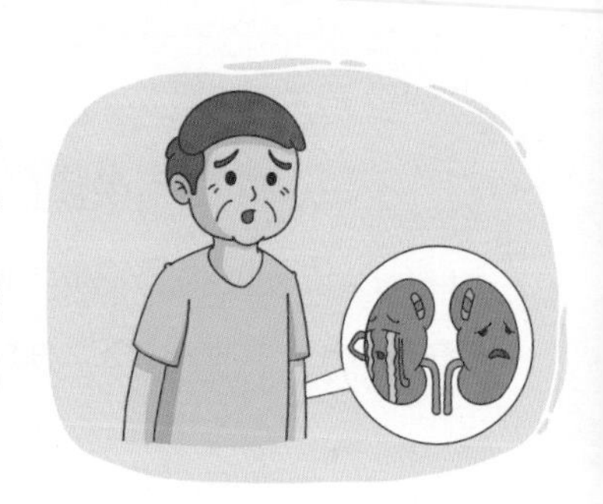

应用 ACEI 后，需定期复查血清肌酐（1 周至 1 个月），若血清肌酐水平较用药前明显升高，排除其他原发性肾脏病，可以考虑肾功能的下降与药物的使用有关。

处理方法

（1）服药 1 周左右应检查肾功能，若肾功能较用药前轻度下降，可暂时不停用 ACEI，可减少利尿剂，停用加重肾功能恶化的药物，并及时监测肾功能。

（2）如血清肌酐 > 3 mg/dL，则停用 ACEI。

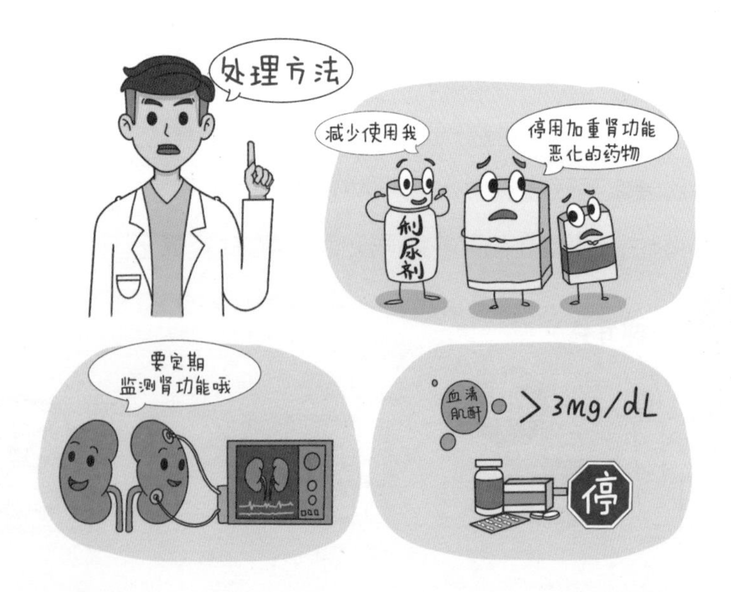

4. 高钾血症

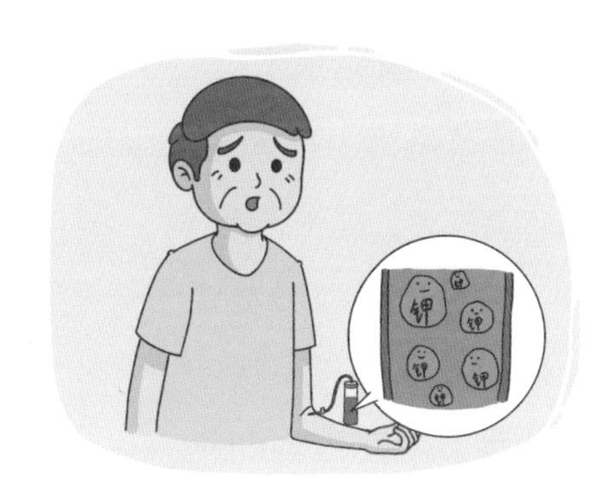

应用 ACEI 后，需定期复查血钾浓度（1 周至 1 个月），若血钾浓度高于正常值，应及时处理。

处理方法

（1）在使用 ACEI 类降压药的过程中，不应使用保钾利尿药和补钾药，以免引起血钾过高。

（2）使用该类药物过程中，需要定期复查肾功能、血钾浓度（1 周至 1 个月）。若血钾 > 5.5 mmol/L，需立即停药，必要时给予降钾治疗。

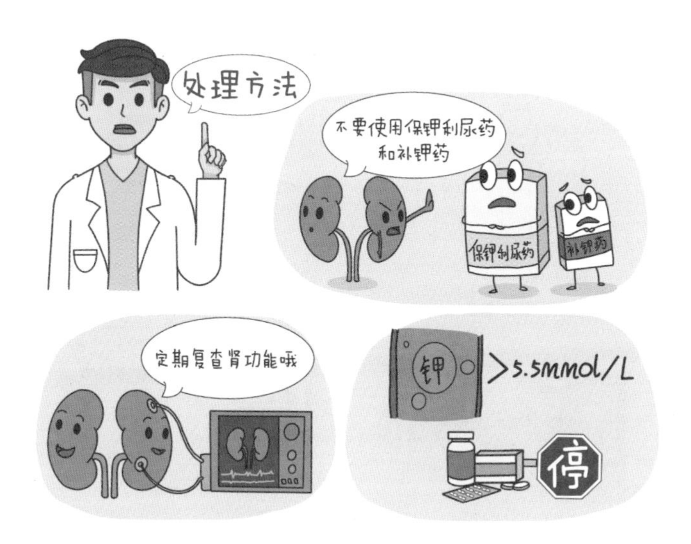

5. 白细胞减少

白细胞减少是 ACEI 类药物较为罕见的不良反应，但因其危害较大，需引起重视。

白细胞减少多发生在服药 1 周后，症状多不典型，常在化验血常规时发现。

白细胞怎么
少了好多

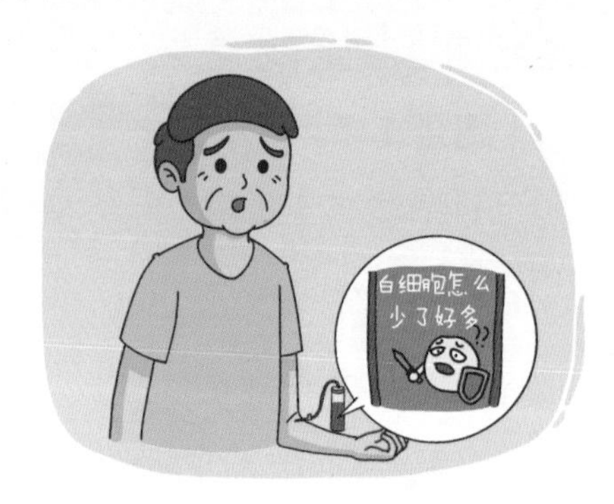

预防方法

患者在用药初期应定期复查血常规，一旦发现白细胞减少，应立即停药，加用升白细胞的药物。若合并感染，应给予抗感染的对症治疗。

预防方法
停
ACEI 类药物
我给你多补充
一些白细胞
还要给予相应的
抗感染治疗哦
抗生素

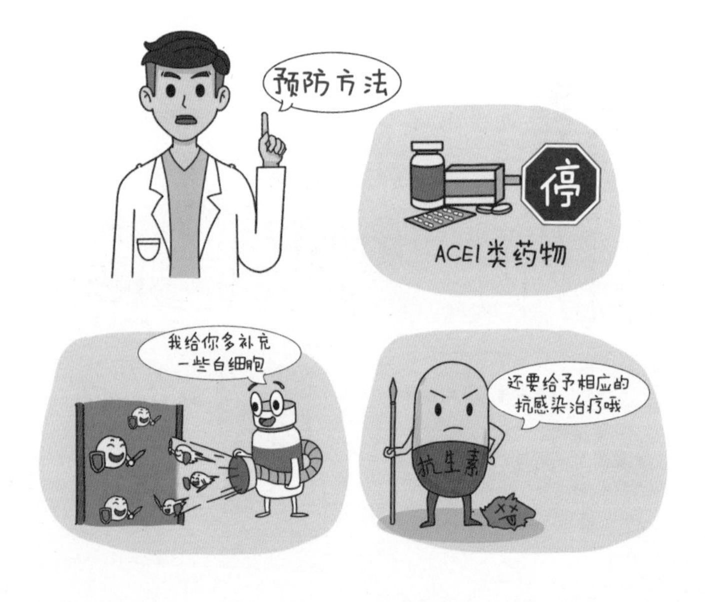

6. 易致畸，孕妇禁用

ACEI 类药物可以导致胎儿畸形、宫内发育迟缓、羊水过少、胎儿发育不良等，甚至死胎。另外，该药也能从乳汁中排出，故孕妇及哺乳期妇女都要禁用。

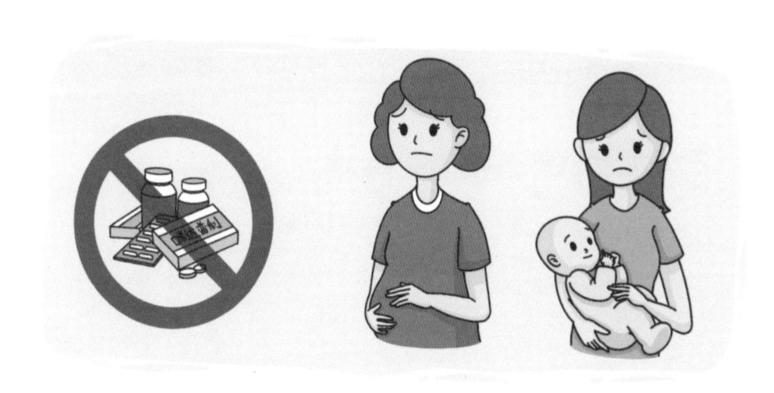

二、钙离子拮抗剂（CCB）

钙离子拮抗剂（CCB）类降压药，因其起效快、效果强、作用时间久，且可以保护心、脑、肾等靶器官，故临床应用广泛。其常见的不良反应如下。

1. 心动过速

服用 CCB 的患者，需要监测心率，若出现心慌、胸闷，甚至胸痛等情况，需要完善心电图检查，排查是否由此类药物所致。

处理方法

（1）服药期间，要监测心率，若出现心率增快伴心慌症状，可给予琥珀酸美托洛尔控制心率。

（2）对于心功能不全或者心肌缺血的患者，要常规与β受体阻滞剂合用。

（3）严重心力衰竭的患者应谨慎使用此类降压药。

2. 小腿前部、脚踝部水肿

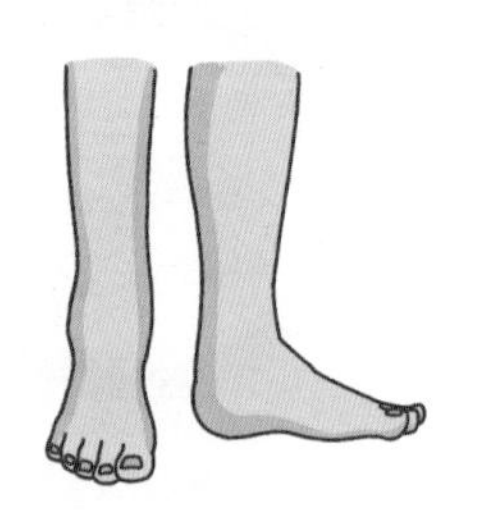

小腿前部、脚踝部水肿是钙离子拮抗剂常见的不良反应。

处理方法

（1）若出现小腿前部、脚踝部水肿，轻者可先给予观察，或者在医生指导下将药物减量后观察。

（2）ACEI 类降压药有扩张静脉的作用，与此类药物联合应用可减轻水肿。

（3）与利尿剂合用时可以减轻或消除水肿症状。

（4）严重者应更换药物。

3. 颜面潮红、头痛、多尿

这是 CCB 类降压药常见的不良反应，主要与 CCB 引起血管扩张、血流增加有关。随着用药时间的累积，症状可以减轻或消失；如不适症状明显或患者不耐受，可更换药物。

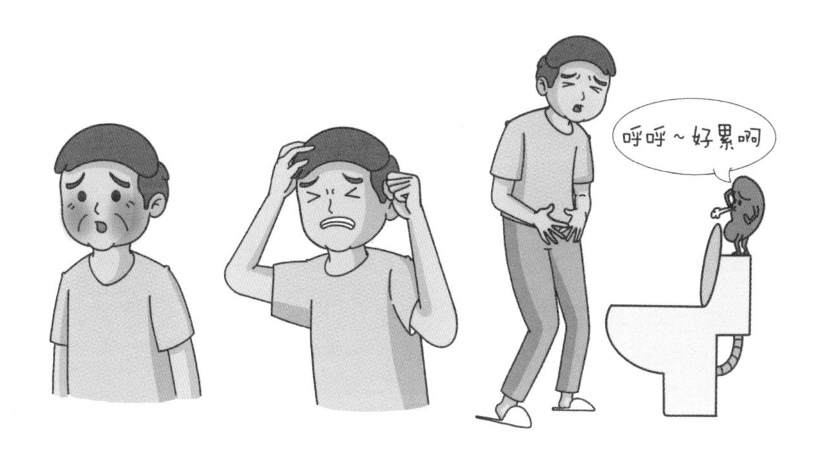

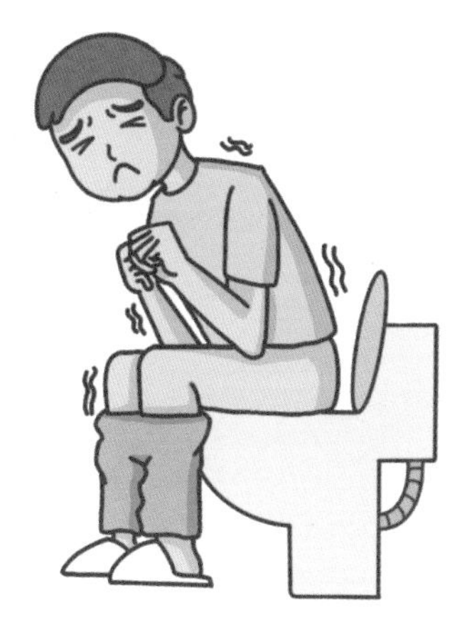

4. 便秘

这是比较常见的不良反应，主要是由于药物影响肠道平滑肌钙离子的转运所致。患者服药期间应多吃蔬菜等富含纤维素的食物，可以明显减轻便秘；严重时更换其他药物。

5. 牙龈增生

服用药物期间，患者可出现牙龈增生。

处理方法

若轻度增生，可先观察；严重者更换药物。

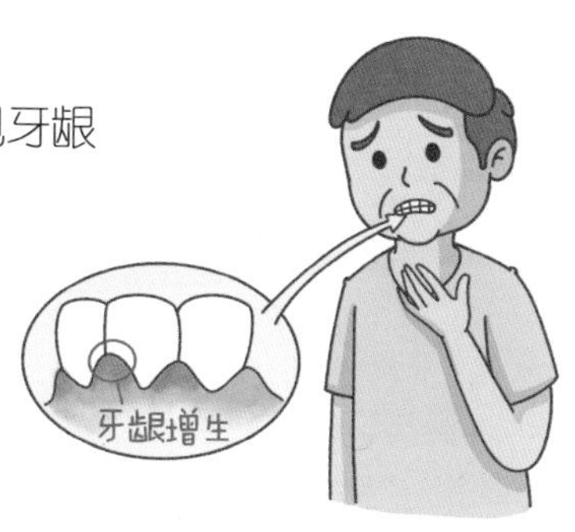

三、β 受体阻滞剂

β 受体阻滞剂主要通过抑制心肌收缩力和减慢心率发挥降压作用。该类药物安全性较好，且具有改善心功能的作用，在临床上被广泛应用。常见的不良作用如下。

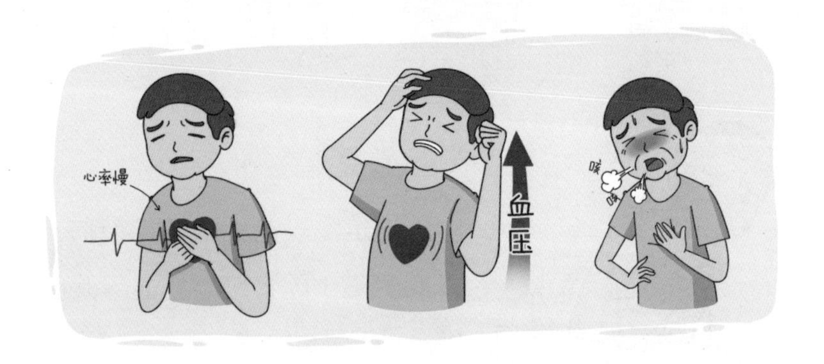

1. 减慢心率

服药期间患者需监测心率，注意有无心率减慢、长间歇或传导阻滞的发生。

处理方法

（1）服药期间，患者应监测心率，定期复查心电图，注意心率不要低于 50 次 / 分。

（2）对于高血压合并冠心病患者，在控制血压的同时可减慢静息心率至 50~60 次 / 分。若心率低于 50 次 / 分，或出现 II 度以上的传导阻滞，则建议停药。

2. 反跳现象

高血压患者在长期使用 β 受体阻滞剂后如果突然停药，就会发生血压“反跳”的现象——血压突然升高，心跳加快，可出现心悸、头晕，严重者出现高血压危象。

预防方法

（1）若患者出现上述不适，应及时补服 β 受体阻滞剂。

（2）服药期间不能突然停药或自行减量，根据病情，要在医生的指导下逐渐减量。

3. 加重哮喘症状

服用 β 受体阻滞剂的患者在服药期间若出现发作性的胸闷、气短，需要注意有无诱发哮喘急性发作的可能。

处理方法

（1）若患者支气管哮喘发作，可给予短效 β_2 受体激动剂进行支气管扩张治疗，必要时给予激素解痉平喘。

（2）有支气管哮喘如慢性阻塞性肺疾病的患者应慎用此类药物。

四、利尿剂

利尿剂可通过利钠排尿、降低血容量来发挥降压作用。用于降压的利尿剂主要是噻嗪类，往往与其他降压药联合应用。常见的利尿剂不良反应如下。

1. 低钾血症

服药期间，患者若出现不明原因的乏力、心慌、厌食等症状，应及时检查血钾，注意有无低钾血症的情况。

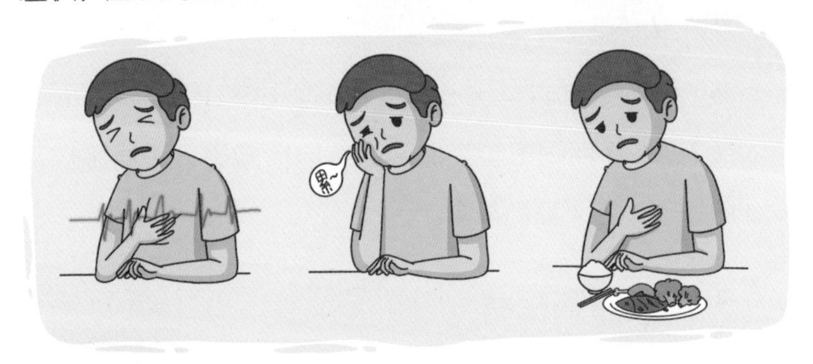

处理方法

（1）在医生指导下减少用药剂量，多吃富含钾的食物，常规补钾，定期复查血钾浓度。

（2）与保钾类降压药（ACEI、ARB 等）联合使用，可减少此种不良反应的发生。

（3）若患者仍不能耐受，则停用利尿剂，改用其他降压药。

2. 高尿酸血症

服用噻嗪类利尿剂的患者，若出现关节红肿、疼痛等症状，需监测血尿酸，观察有无血尿酸升高的情况。

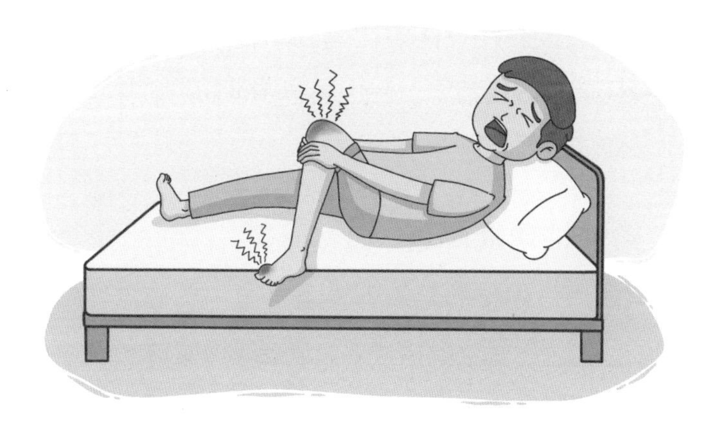

处理方法

（1）痛风患者要慎重服用噻嗪类利尿剂。

（2）噻嗪类利尿剂与 ACEI（或 ARB）合用可降低血尿酸、肌酐，并预防低血钾的发生。

（3）如血尿酸水平≥ 480 μ mol/L，应及时更换药物。

五、血管紧张素受体拮抗剂（ARB）

ARB 与 ACEI 作用于同一系统的不同环节，因此其不良反应及注意事项相似。但由于 ARB 起效位点位于缓激肽系统的下游，因此，与缓激肽相关的药物不良反应，如咳嗽、血管神经性水肿的发生率非常低。

六、非特异性不良反应

以上是临床常见的五大类降压药相对特异的不良反应。

根据这些不良反应往往能对应找到是哪一类的降压药导致的，可以此调整降压方案。但也有一些非特异的不良反应，可见于多种降压药。

1. 男性性功能障碍

这一不良反应是很多男性患者难以启齿但需要特别关注的问题。不同类别的降压药对性功能的影响不同。其中，β 受体阻滞剂类降压药如美托洛尔、阿替洛尔、比索洛尔等主要影响性欲。因此，建议青少年及中青年高血压患者慎用。必须使用时，应提前告知患者。

钙离子拮抗剂类降压药，如硝苯地平等，也会引起性欲

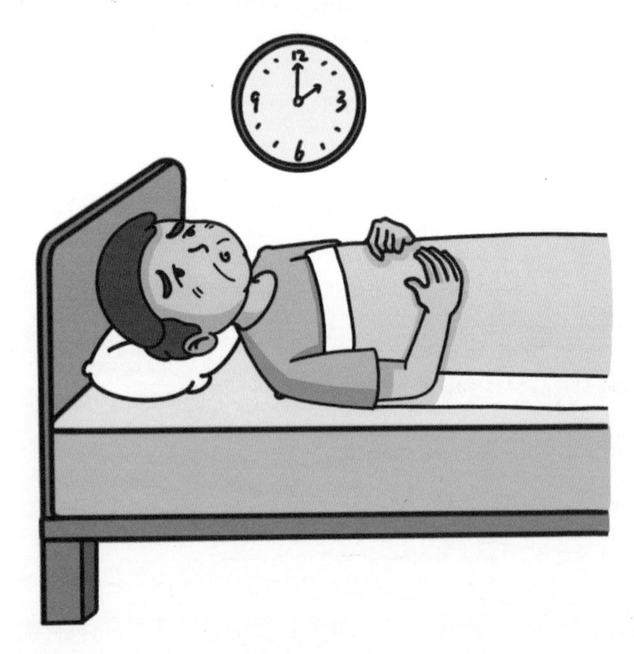

下降、射精障碍等，使用时也应提前告知患者。

血管紧张素转换酶抑制剂类降压药，如卡托普利、依那普利、雷米普利等，对性功能没有明显影响。甚至有研究表明，此类药物反而对性欲、射精障碍等有改善，因此可以用于中青年高血压患者，或应用于有性功能减退的中老年患者。

2. 低血压

部分高血压患者，尤其是老年人，首次服用降压药、服药后迅速站立、药物选择不正确或者服药过量，均可导致血压下降过快，可能引起脑供血不足，出现头晕、头痛，甚至出现脑缺血，引起脑梗死。

预防方法

（1）在医生指导下调整药物，切忌自己随便加量或者换药。

（2）高血压患者应避免在睡前服用短效降压药，因为夜晚血压会自然下降，再加上药物的作用，会导致血压大幅度下降；而且，夜间血流缓慢、血流量减少、血黏度升高，容易发生脑血管意外。

（3）老年人在起立或起床时动作应缓慢，这有助于促进下肢静脉血向心脏回流，可以减少体位性低血压的发生。

3. 乏力、倦怠等

部分高血压患者长期使用某些降压药，有可能产生中枢神经系统抑制的表现，如嗜睡、乏力、倦怠、失眠、多梦、注意力不集中、记忆力下降、反应迟钝等。患者如果从事驾驶、高空作业或机器操作等工作，有可能导致事故发生。

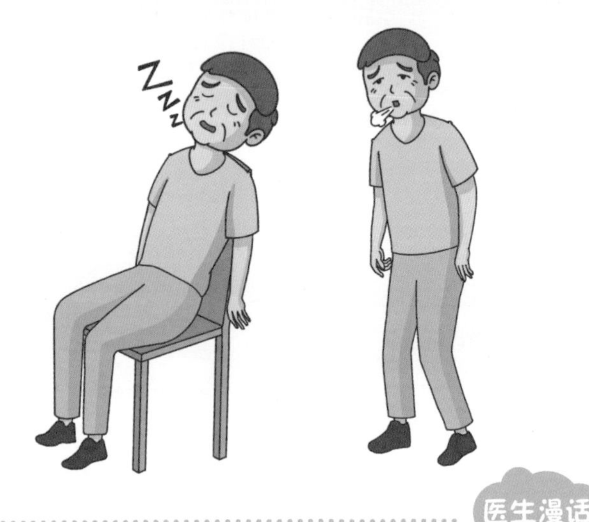

医生漫话

若以上症状严重，并且已经影响患者的日常工作，应在医生指导下更换药物。

对于药物的不良反应，我们切不可忽视，也不必过于担心。服用降压药的患者应遵医嘱规律用药，按时监测血压，留意药物的不良反应，如有不适，及时就诊。

第四节 不仅要降压，更要保护靶器官

高血压的危害不仅在于疾病本身，还在于长期血压高造成的靶器官损伤。

一、什么是靶器官?

如果把高血压比作一把射击的枪，那么它尤其喜欢伤害的一系列的器官就是这把枪的靶子，被称为靶器官。靶器官并不是指一个单独的器官，而是包括大脑、心脏、肾脏、眼睛等富含中小动脉的器官。

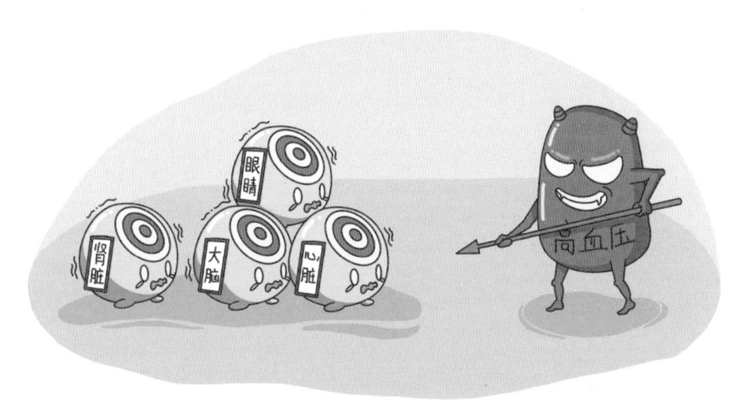

靶器官的受损是个缓慢的过程，患者通常没有症状，机体没有预警，慢慢造成大脑、心脏、肾脏、眼睛等器官的功能衰退甚至衰竭。

因此，监测血压，及时预防靶器官损害是治疗高血压的关键。

二、预防靶器官损害的三大步

1. 监测血压，及早发现高血压

监测血压是及早发现高血压、预防靶器官损害的首要步骤。建议中青年也要定期监测血压，至少每年测量 2 次血压。

2. 改善生活方式

不健康的生活方式是诱发高血压的危险因素。随着社会经济的发展和人们生活水平的改善，高血压的发病率也在逐年增加，尤其是儿童、青少年及中青年高血压，大多与不健康的生活习惯密切相关。因此，改善生活方式是预防高血压的重要举措。

3. 选择合适的降压药

根据患者年龄、合并疾病病史、既往病史、是否已经出现靶器官损害等个人情况，选择合适的降压药，稳定降压的同时，还能保护靶器官。

三、如何预防和治疗靶器官受损？

受损的靶器官不同，预防及治疗方法也不同。下面，我们一一击破。

（一）心脏增大、心力衰竭

高血压造成的心脏损害，首先引起心室肥厚，重者导致心脏变大，甚至心功能下降，心力衰竭。早期（代偿期）多无明显症状，当进入失代偿期后，患者首先出现活动耐力下降，表现为乏力、心慌、胸闷、憋喘、气短，严重者出现夜间憋醒，甚至双下肢水肿等。

早期（代偿期）

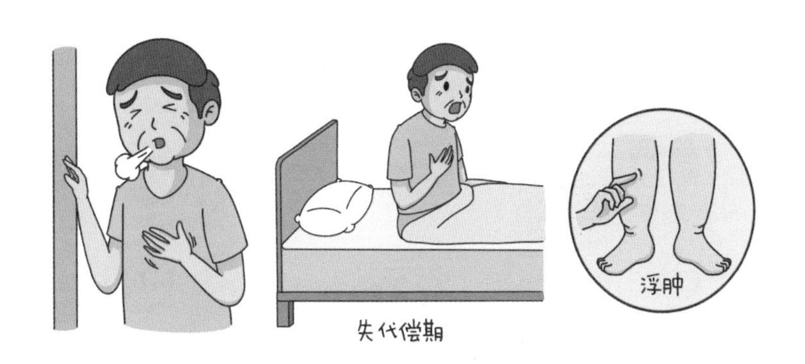

失代偿期

预防和治疗方法

（1）定期监测血压，及早发现高血压。

（2）改善不良生活方式，如舒缓压力、减少熬夜，保持低盐、低脂、高钾饮食，减少油脂及胆固醇的摄入等。

（3）选择合适的可以改善心室重构的降压药，是预防和治疗高血压心脏损害最关键的步骤。建议选用 ACEI 类、

ARB 类降压药或 β 受体阻滞剂类降压物，这些药物可以改善心室重构，预防和治疗高血压引起的心脏损害。

（4）若患者出现心功能下降、液体负荷过高，如水肿、胸腔积液等表现，需合用利尿剂，在协同降压的同时，减轻症状，纠正心功能。

（5）日常需严格控制血压，定期复查心电图、心脏彩超等，及早发现并干预高血压引起的心脏损害。

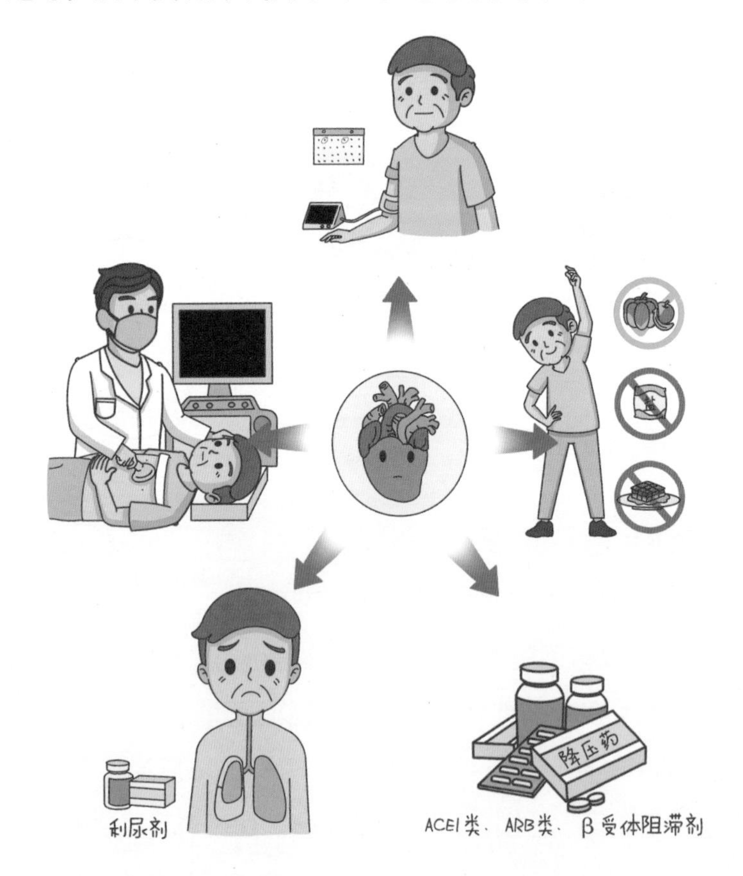

（二）肾脏功能下降

高血压是诱发肾功能不全的重要危险因素，长期高血压导致的肾功能下降，在临床上常被称为高血压肾病。此外，两者互为因果，肾功能受损后，会进一步加重高血压，称为肾性高血压，是继发性高血压的一种。

1. 高血压如何影响肾功能？

肾脏的主要功能是排出人体有毒代谢产物和调节体内渗透压。长期的高血压可引起肾细小动脉硬化，导致肾单位缺血。早期会造成肾小管缺血、坏死，尿中微量白蛋白增高，称为“微量白蛋白尿”，这是肾脏功能受损的早期表现。

随着病情加重，肾小球的滤过功能进一步受到损害，过滤效果越来越差，蛋白漏出越来越多，就会出现“蛋白尿”。若不能及时排出机体的代谢废物，肾功能化验中的“血清肌酐、尿素氮”逐渐升高，肾功能逐渐下降，最终就会发展成肾功能衰竭。

医生漫话

肾功能受损早期多无明显症状，可表现为患者夜尿次数增多、尿中泡沫增多。此后，患者会逐渐出现贫血、疲乏无力、食欲下降、易腹胀伴恶心呕吐，以及颜面、双下肢脚踝部位水肿、体重增加等。

2. 预防和治疗方法

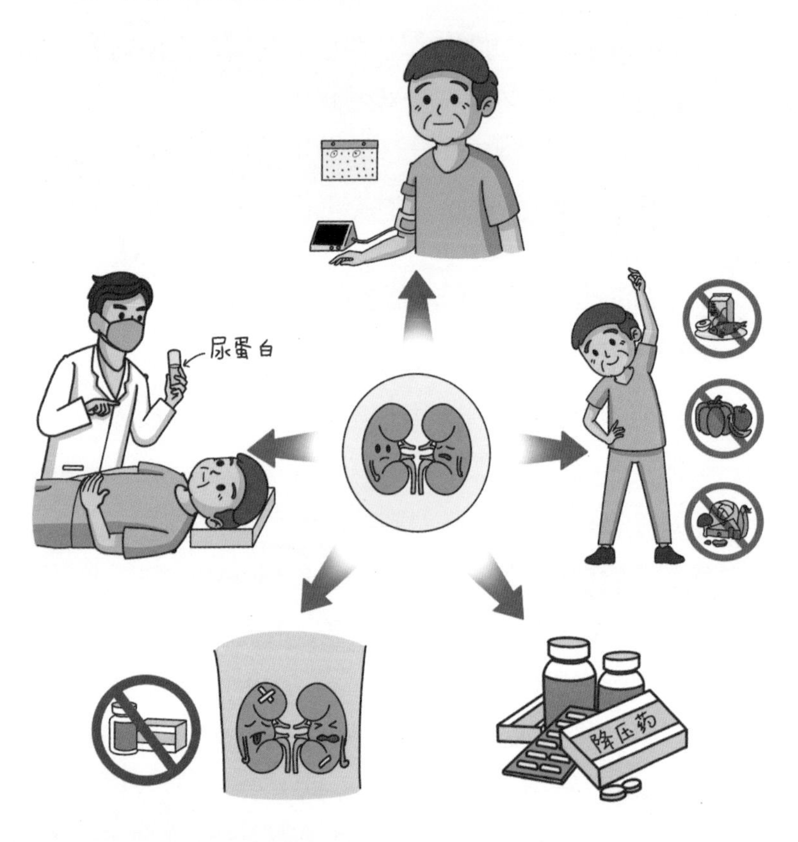

（1）定期监测血压，及早发现高血压。

（2）改变不良的生活方式。需要强调的是，若高血压合并慢性肾功能不全，严重者需要限制蛋白饮食，从而减少含氮代谢产物的生成。还需要控制钾和磷的摄入。

（3）选择合适的降压药。轻度肾功能损害的患者（血清肌酐低于 265 μmol/L），建议应用 ACEI 或 ARB 类降压药，但此类降压药也可能使肾功能恶化，必须加强肾功能监测。严重的肾功能受损者（血清肌酐高于 265 μmol/L）不建议服用 ACEI 或 ARB 类降压药。因为这些药物可扩张肾小球出球小动脉，进一步减少肾小球的滤过率，加重肾功能受损，同时还可能引起高钾血症。建议此类患者服用不影响肾功能的 CCB 类降压药。

（4）避免服用加重肾功能损害的药物。

（5）日常要严格控制血压，尤其是高血压合并糖尿病的患者，还应定期检查尿白蛋白排泄量，监测 24 小时尿蛋白定量。

（三）血管硬化、脑梗死和脑出血

高血压对大脑的影响主要包括短暂性脑缺血发作、脑梗死和脑出血。长期高血压引起的大脑受损，首先引起短暂性脑缺血发作，患者可反复出现头晕、头疼等症状，持续时间较短，可以自行恢复。严重者可出现脑出血和脑梗死，表现为恶心、呕吐，一侧肢体麻木，肢体软弱无力、活动受限，易跌倒，暂时性吐字不清或讲话不流利，短暂的意识丧失、记忆力下降或者昏迷。

预防和治疗方法

（1）定期监测血压，及早发现高血压。

（2）改变不良的生活方式，尽量坚持低盐、低脂、低胆固醇饮食。

（3）最重要的是需要严格控制血压，保持血压低于130/80 mmHg。在医生指导下，选择适合的降压药物。

（4）若出现上述症状，建议及时完善颈部血管超声、头颅 CT，必要时行 MRA 或 CTA，及时发现动脉瘤，预防脑血管意外。

（5）一旦发生脑血管意外，需尽早住院治疗。

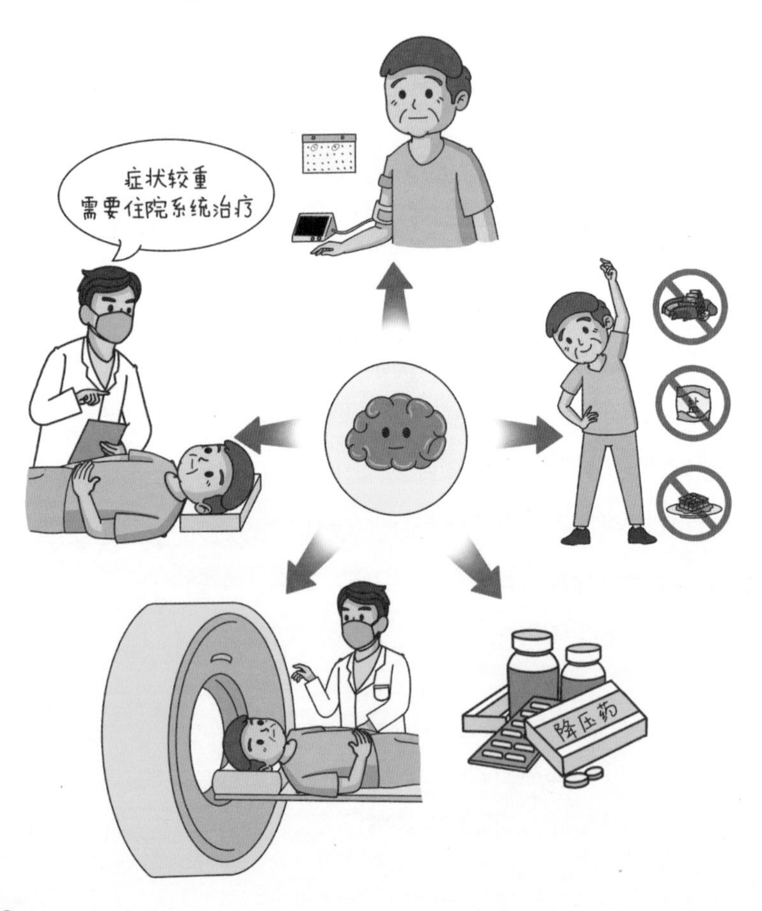

医生漫话

长期的高血压可引起颅内血管动脉粥样硬化，造成颅内血管狭窄，进而发生脑供血不足和脑梗死。此外，长期过高的血压冲击会造成管壁向外突出，形成动脉瘤，在患者情绪波动、用力咳嗽、排便等腹部压力增高的情况下，血压骤升，易引起血管破裂，导致脑出血，出现偏瘫、昏迷，甚至猝死。脑血管意外是高血压最严重的并发症，致死率、致残率极高。

（四）视网膜病变、失明

长期高血压使视网膜动脉出现痉挛性收缩，造成视网膜缺血。随着病情的进一步发展，可能会出现微细的血管壁损伤，导致视网膜出血。此外，高血压引起的视网膜病变还可能造成整个黄斑部位水肿、视神经水肿，严重影响患者的视力，重者可能失明。

长期血压升高导致:

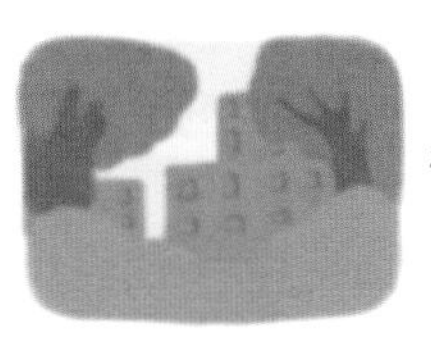

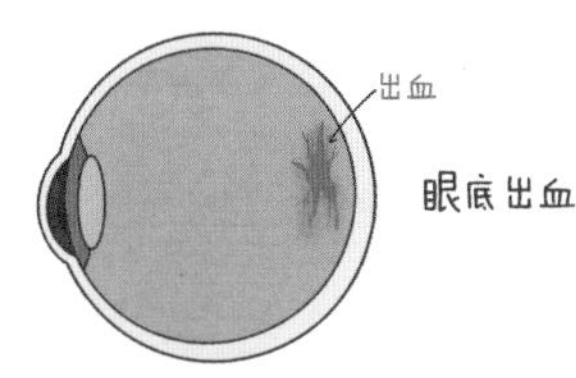

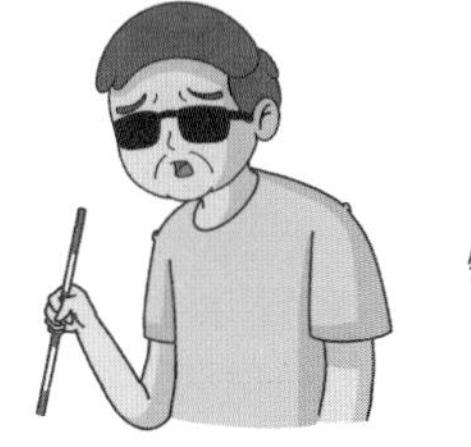

医生漫话

一旦确诊为高血压，患者需尽早改善生活方式，同时还要及时用药降压，使血压维持在130/80 mmHg以下。此外，患者需到眼科进行眼底检查，并每年检查一次，尤其是合并糖尿病的患者，更要重视眼睛检查。

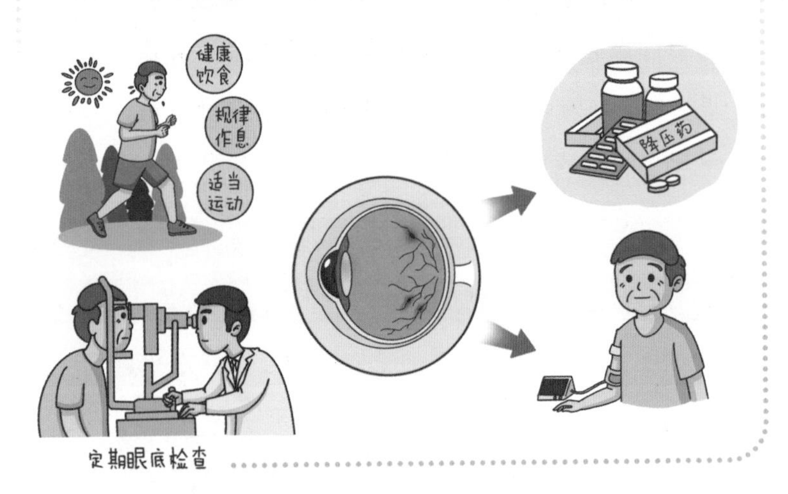

定期眼底检查

高血压还可能引起其他器官的动脉粥样硬化，如下肢动脉血管硬化或狭窄，患者表现为间歇性跛行，严重者出现闭塞，以致发生下肢缺血性疼痛和坏死等。

高血压引起靶器官损害严重影响患者的生活质量，早期防治既能降低器官功能衰竭，又能降低靶器官损害导致的死亡率。高血压患者必须在医生的指导下规范用药治疗，始终做好打持久战的准备。

第五章

当心！慢病高血压，急症更致命

多数人认为高血压是一种慢性疾病，容易忽视其急症发作的危害。如果血压长期控制不好，容易引起靶器官的进行性损伤。不及时干预，还会诱发高血压急症。这种急症病情进展迅速，易威胁生命。所以，学会平稳控制高血压，降低高血压急症的发病概率，掌握抢救常识，是每位高血压患者必备的技能。

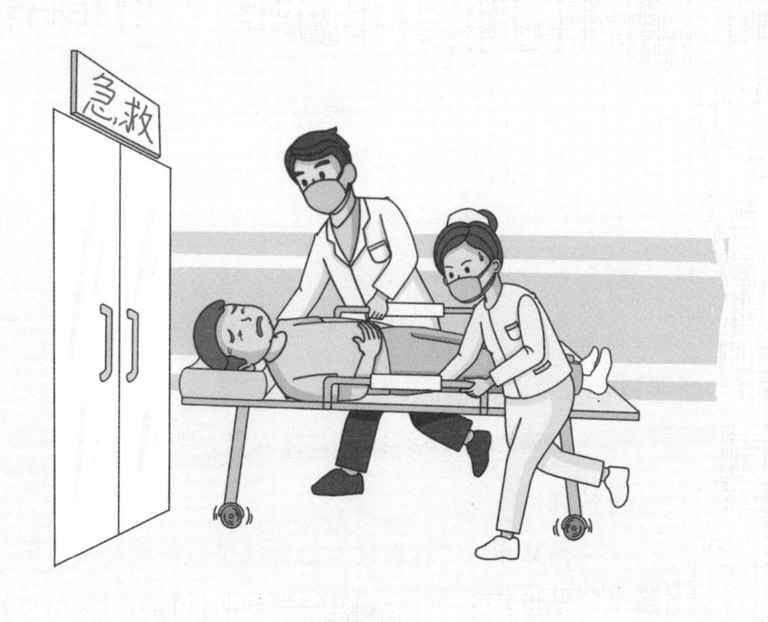

第一节 致命的高血压急症

听说小张一早头痛、恶心、
呕吐，被送医院了？
是的，年纪轻轻，
说是高血压急症发作

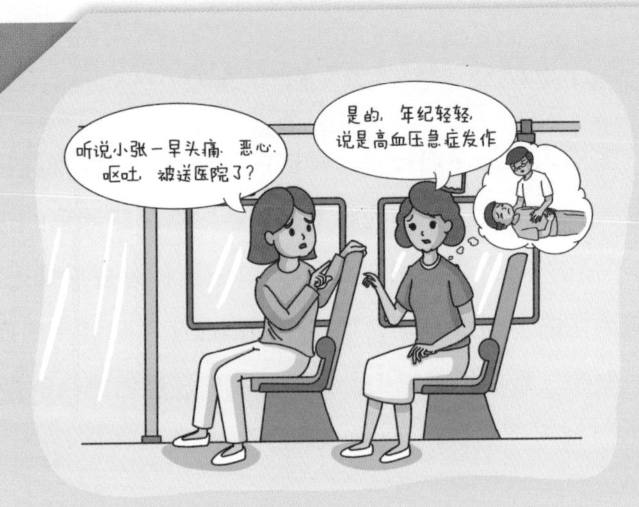

公交车上，两位阿姨在聊天。

阿姨甲：“听刘姐说，隔壁办公室的小张今天上午突然犯病了，差点丢了性命。还听说小张一早刚到办公室就喊头痛、恶心，还吐了，没过多久意识不清唤不醒了，脸色煞白，可把领导和同事们吓坏了。”

阿姨乙：“小张？这么吓人啊，那小伙年纪轻轻，啥情况？”

阿姨甲：“后来被人送医院了，听说是高血压，那种很急的高血压，高压200多呢。医生说很危险，需要住院降压。”

阿姨乙：“不对吧，高血压不都是慢性疾病吗？怎么会有这么紧急的高血压？”

阿姨甲：“不知道呢，我也是第一次听说高血压还有急症呢！”

在大部分人看来，高血压是一种慢性疾病，起病缓慢，进展缓慢，不会危及生命。但临床上有一种特殊的高血压，起病急，病情进展迅速，若不及时干预，就会威胁生命，这就是高血压急症。

一、什么是高血压急症？

1. 高血压急症有什么表现？

高血压急症是指血压急性升高，出现心脏、大脑、肾脏、眼睛等重要靶器官进行性损伤。常见临床表现：短时间内血压急剧升高，同时出现明显的头痛、头晕、眩晕、视物模糊与视力障碍、烦躁、胸痛、心悸、呼吸困难等。高血压患者一旦出现上述症状，需立即测量血压，紧急就医，避免出现严重后果。

2. 血压急性升高，导致靶器官功能受损

高血压患者在情绪过于激动等诱因下，交感神经兴奋，血压迅速升高，容易造成靶器官的小动脉迅速痉挛，组织缺血后继发组织损伤，最终诱发靶器官缺血，导致高血压急症的靶器官功能损伤。

医生漫话

孕妇、儿童或某些急性肾小球肾炎患者在出现高血压急症时，血压的升高可能并不明显，但靶器官损伤较为严重。

3. 危害大，但知晓率低

以下两种特殊情况也视为高血压急症。

第一种是血压特别高的情况，如果收缩压 > 220 mmHg 和 / 或舒张压 > 140 mmHg，无论有无症状，均视为高血压急症。

第二种是针对急性肺水肿、主动脉夹层、急性心肌梗死等严重靶器官急性损害的患者，即使血压中度升高，也视为高血压急症。

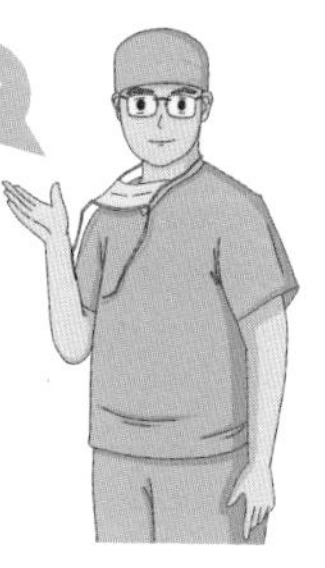

高血压急症的主要危害是对靶器官的逐渐损伤。心力衰竭、脑卒中和心肌梗死在所有高血压急症中所占的比例最大，其次是颅内出血和主动脉夹层，而高血压急症伴晚期视网膜病变的发病率较低。

二、盘点高血压急症的靶器官损害

1. 急性冠脉综合征

60 岁的马大爷，有高血压病史 10 多年了，规律地服用“中药”进行降压治疗（具体不详），平时并没有定期监测血压。近 10 天来，反复出现活动后胸闷、左胳膊及后背酸胀不适，休息 2~3 分钟可缓解。前天马大爷生气后突发胸闷、胸痛，伴后背疼痛，周身大汗，恶心、呕吐 2 次，头晕、头痛，休息后症状仍没有缓解。急诊入院，查心电图提示“急性广泛前壁心肌梗死”，测血压 190/100 mmHg，给予硝酸甘油静脉降压，同时做了急诊冠状动脉造影检查，并于前降支植入支架1枚，术后继续给予静脉降压治疗，之后各种不适症状缓解。

心电图提示急性广泛前壁心肌梗死，您需要做个冠状动脉造影，根据情况决定是否需要植入支架
以前胸闷，经休息后可以缓解，这次不但没有缓解，还加重了

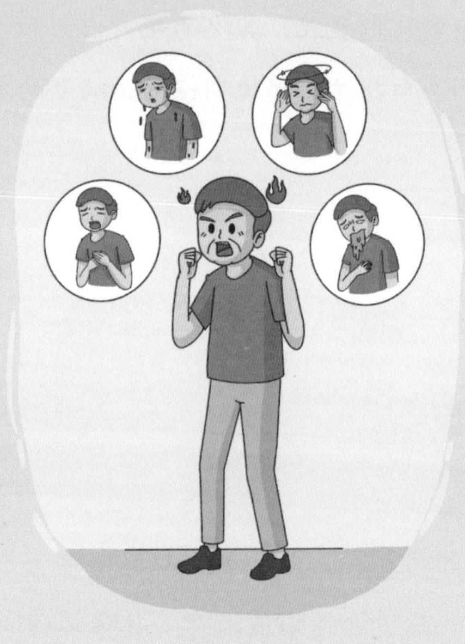

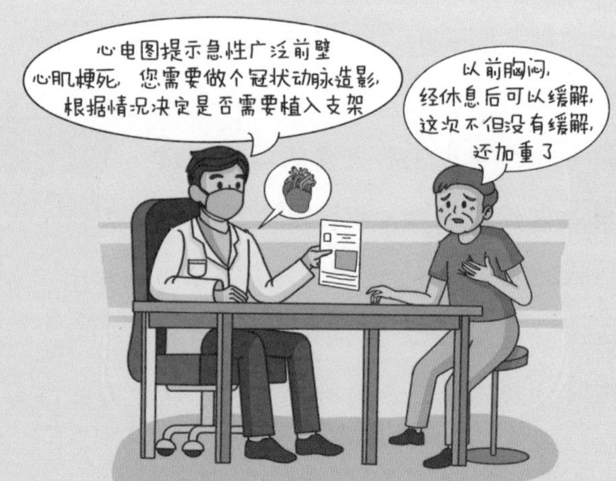

（1）高血压是如何诱发急性冠脉综合征的？

急性冠脉综合征，主要包括不稳定型心绞痛和急性心肌梗死。血压迅速升高会增加心脏负担，造成心脏供需失衡，表现为不稳定型心绞痛。若血压长时间不降，可导致供需失衡相关的心肌损伤，称为 II 型心肌梗死。严重者可诱发不稳定的冠脉斑块破裂，导致冠脉血管急性闭塞，这就是急性心肌梗死。

（2）血压急性升高，诱发急性冠脉综合征怎么办？

高血压患者合并急性冠脉综合征，即使在病情稳定时期也应当严格控制血压和心率，减少心肌耗氧量，改善心肌缺血。

建议急性冠脉综合征患者的血压控制在 130/80 mmHg 以下，但维持舒张压 >60 mmHg，这是因为过低的舒张压会影响冠脉血流。

如果急性冠脉综合征发作，建议早期迅速降压，首选硝酸酯类静脉降压。当合并心率偏快时，建议使用硝酸酯类联合 β 受体阻滞剂，需要特别注意心功能。

2. 急性心力衰竭

42 岁的王先生有高血压病史 2 年多，血压最高达 180/110 mmHg，以往没有系统用药及监测血压。最近王先生在活动后出现胸闷、气短，休息后可以缓解，所以他也没在意。昨天他感觉胸闷、气短的症状越发明显，休息后也没有缓解，并且在夜间不适症状加重，不能平卧，时有憋醒。来医院急诊，查血压240/120 mmHg，心率120次/分，血气分析提示“I型呼吸衰竭”，胸片提示“肺水肿，双侧胸腔积液”，心脏彩超提示“左室扩大，心功能减低”。医生结合患者症状诊断为高血压急症、急性心力衰竭I型、呼吸衰竭、双侧胸腔积液。在经过降压、利尿、纠正心功能等治疗后，王先生的不适症状持续约1天后缓解，医生考虑为高血压诱发急性心力衰竭。

您这是高血压急症，
诱发了心力衰竭、呼吸衰竭，
必须住院系统治疗

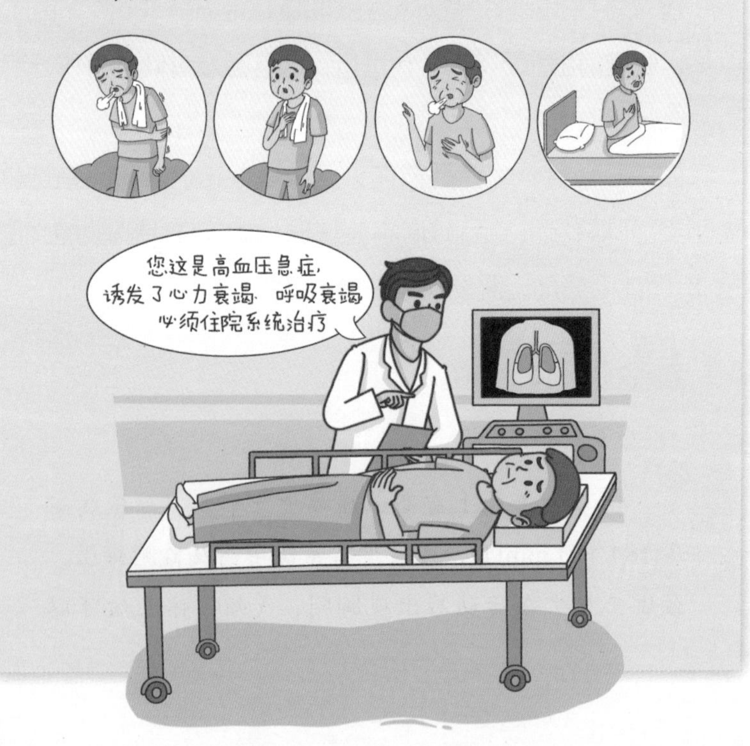

（1）高血压是怎样引起急性心力衰竭的？

血压急剧升高，造成心脏后负荷显著升高。早期心脏收缩力增强，通过提升心率增加心脏射血，此时活动后可出现胸闷、气短。若血压持续不降，心脏会“疲劳”；表现为心肌收缩力下降，心脏射血减少，周围组织血流供应减少。此外，血液淤积在心脏内，造成肺内压力升高，组织液渗出，表现为胸腔积液，出现夜间憋醒、胸闷、气短等急性心力衰竭症状。

（2）高血压急症诱发心力衰竭怎么办？

急性心力衰竭合并血压升高时，应尽快降压。切记降压幅度不可过快，不可过低，在初始 1 小时内平均动脉压的降低幅度不超过治疗前水平的 25%，但为保证冠脉灌注血压应不低于 120/70 mmHg。慢性稳定期的心功能不全，在医生指导下选用合适降压药，使血压维持在 130/80 mmHg 以下。

3. 急性缺血性脑卒中

85 岁王奶奶有高血压病史 20 多年了，血压最高达 190/110 mmHg，她平日规律服用珍菊降压片治疗，偶尔测血压，可控制在 150/85 mmHg 左右。有一天，王奶奶突然感觉右侧肢体麻木、活动不利，急诊测血压 180/110 mmHg，做头颅 CT 未见出血影像，医生考虑为急性缺血性脑卒中（急性脑梗死），建议溶栓治疗，可是向其家属交代溶栓可能出现的并发症后，家属拒绝溶栓治疗，要求保守治疗。

看到如此高的血压，家属要求先降压治疗，医生却告知家属暂时不着急降压，家属很是不解，这是为什么呢？

血压这么高为什么不先降压治疗呢？
您这是急性脑梗死，需要溶栓治疗

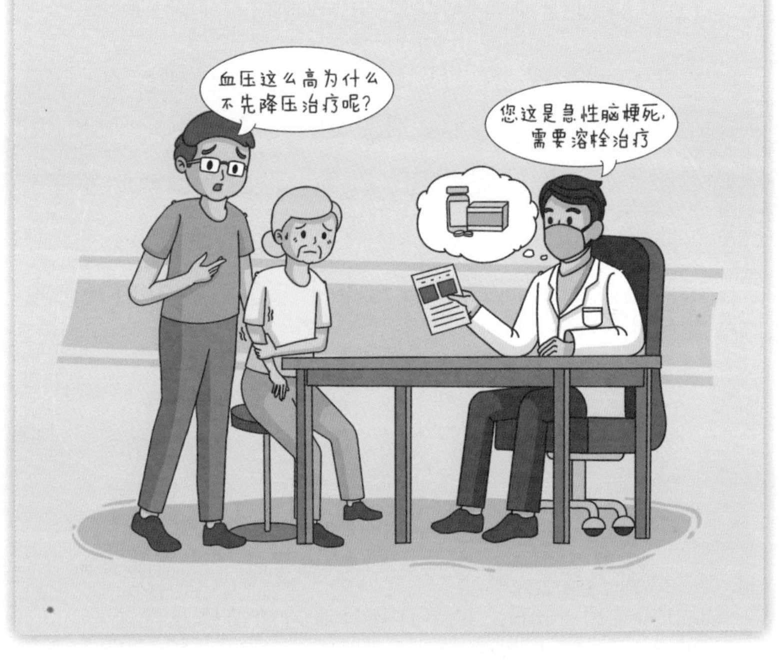

急性缺血性脑卒中是高血压急症常见的表现，致残率较高，需紧急治疗。

（1）血压迅速升高，为什么会导致缺血性脑卒中？

长期高血压会导致脑动脉粥样硬化，进而导致脑血管狭窄。一方面，血压升高时，会引起本来已经狭窄的血管痉挛，进一步加重狭窄，导致缺血性脑卒中；另一方面，迅速升高的血压也会导致脑内不稳定斑块破裂，导致血管闭塞，引起缺血性脑卒中。

（2）高血压急症诱发缺血性脑卒中需要迅速降压吗？

答案要因人而异。

缺血性脑卒中初期，降压应谨慎。只有在当血压持续升高，或伴有其他高血压急症，或需要溶栓治疗时，可给予降压治疗，但收缩压不得低于 160 mmHg。这是因为，在脑梗死急性期若快速降压，可加重脑缺血，增大梗死面积。

4. 急性脑出血

68 岁齐先生发现血压高 5 年多，平时从未用药及监测血压。2 天前，与老伴吵架时，突发头痛、肢体麻木，伴恶心、呕吐，随后很快出现意识不清，家人将他紧急送到医院，测血压 180/100 mmHg，提示急性脑出血，医生给予拉贝洛尔静脉降压治疗，同时给予甘露醇等脱水治疗。万幸的是，经过积极抢救，齐先生已经恢复意识。医生告诉家属，这次脑出血跟以前血压控制不好有关，又加上情绪激动，从而造成血压剧烈波动诱发急性脑出血。

一定要嘱咐患者按时服用降压药，避免情绪激动
谢谢医生！

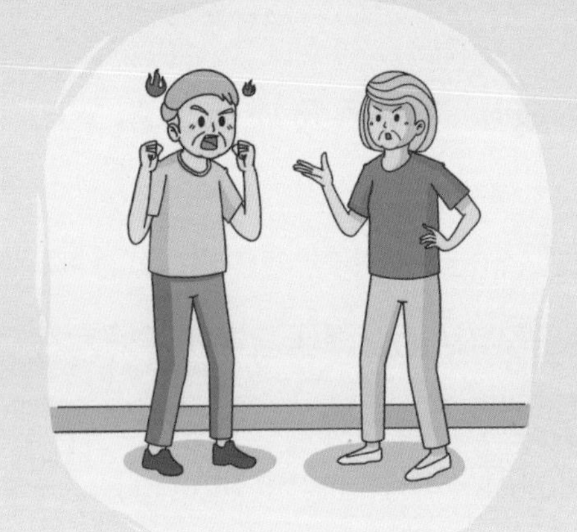

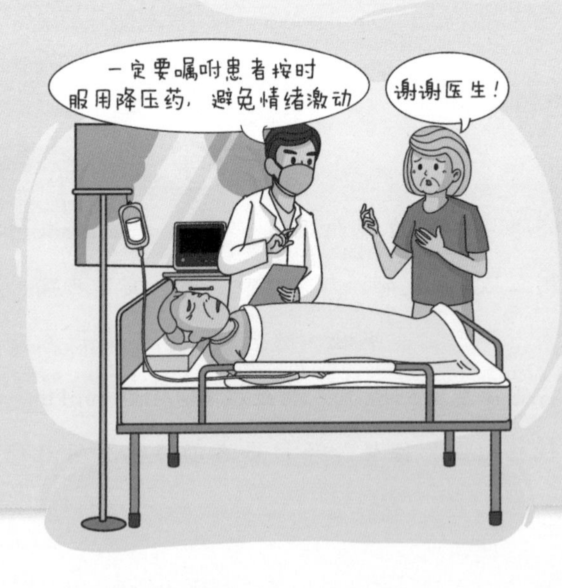

血压迅速升高，最严重的就是出现急性脑出血，致死率及致残率极高，严重威胁生命健康。

因此，一旦出现急性脑出血，应积极使用静脉降压药物，以降低血压，减少出血。能耐受的患者建议将血压降至140/90 mmHg 左右。若脑出血量较大，需要使用甘露醇等脱水治疗。

5. 蛛网膜下腔出血

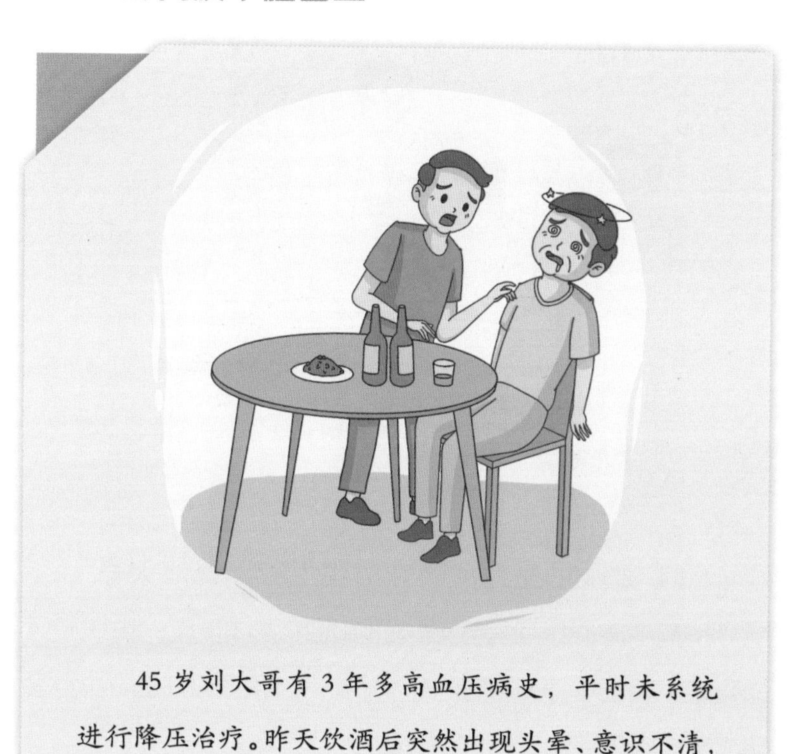

45 岁刘大哥有 3 年多高血压病史，平时未系统进行降压治疗。昨天饮酒后突然出现头晕、意识不清，

朋友紧急将他送至医院，头颅 CT 检查提示蛛网膜下腔出血。医生考虑是高血压导致动脉瘤破裂出血，给予静脉用药积极控制血压，待血压允许后，在急诊行介入栓塞治疗。经过积极抢救，刘大哥已经恢复意识。

这是高血压导致的
动脉瘤破裂出血，
病情稳定后需要介入治疗
这次是血的教训，
以后要监督他按时服药，
尽量不喝酒

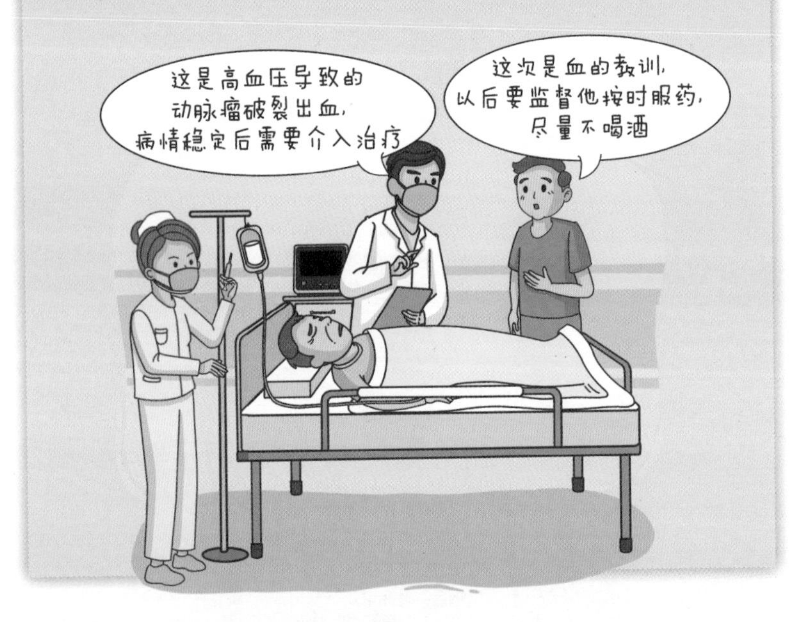

（1）血压迅速升高和蛛网膜下腔出血的关系

长期的高血压可导致颅内血管动脉粥样硬化，斑块破坏血管壁，造成中膜基层断裂。此外，长期过高的血压冲击会造成管壁向外突出，形成动脉瘤。

血压剧烈波动可导致动脉瘤薄薄的外层破裂，造成血管破裂，血流入蛛网膜下腔，这就是蛛网膜下腔出血。蛛网膜下腔出血往往影响患者意识，导致意识不清，病情极为凶险，死亡率非常高。

（2）高血压患者出现动脉瘤破裂出血怎么办？

最有效的办法就是手术，尽早行动脉瘤的介入封堵术是挽救患者生命的重要措施。

手术之前，应积极控制血压。通过降低血压以减少出血，但要避免血压过低影响脑灌注。一般建议血压维持在基础血压的 20% 以上，收缩压可以维持在 140~160 mmHg。

6. 高血压脑病

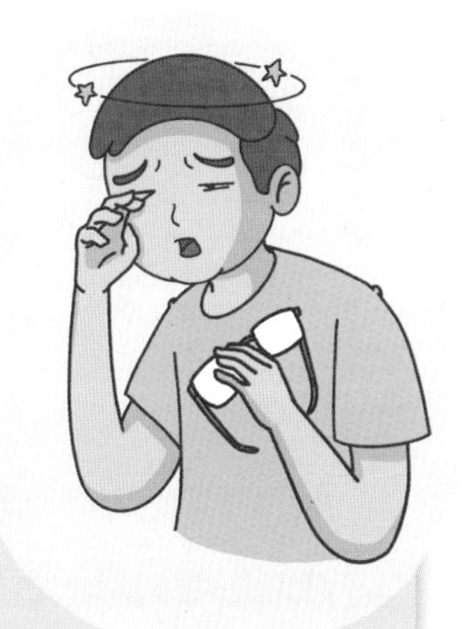

45 岁王大哥发现血压高 1 年多，平时未系统用药及监测血压。1 天前，王大哥突然感觉头晕、头痛、视物模糊，很快出现视觉完全丧失，意识模糊。家人赶紧将王大哥送到急诊，查血压 200/110 mmHg，经头颅 MRI 检查排除缺血性脑梗死，经眼底镜检查排除眼

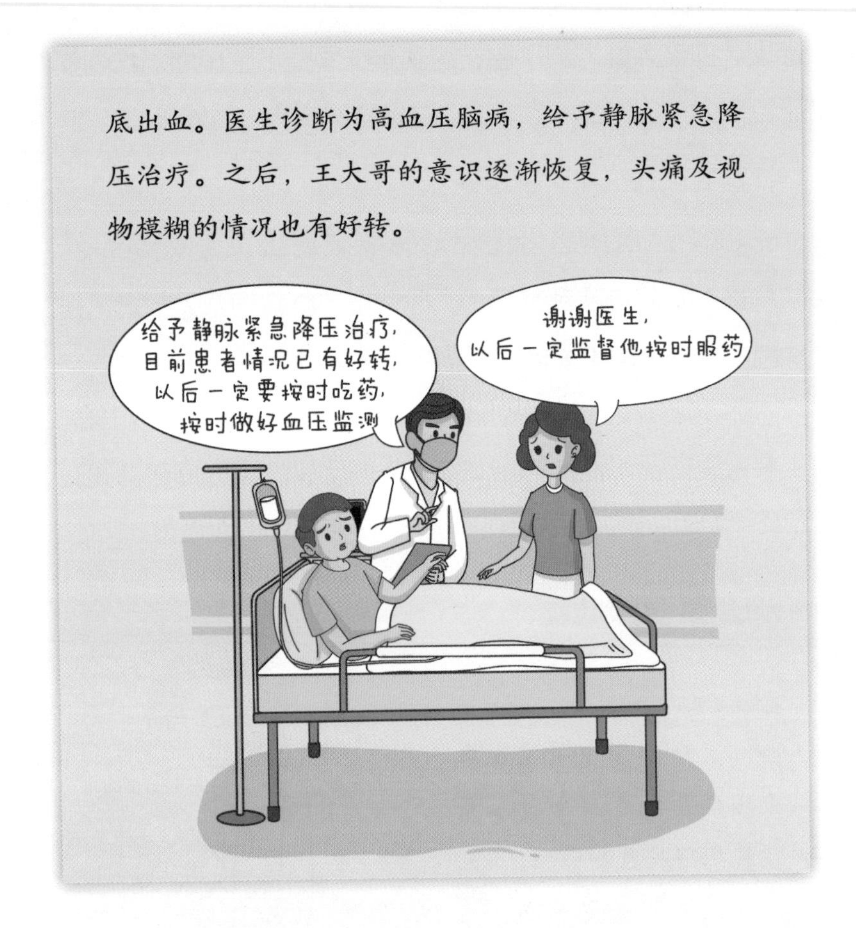

（1）什么是高血压脑病？

高血压脑病是指患者血压迅速升高，造成脑内毛细血管压力过高，渗透性增强，导致脑水肿和颅内压增高，表现为头痛、抽搐和意识障碍。

高血压脑病起病急，进展快，如果及时治疗，症状可完全消失，若治疗不及时或治疗不当，则会出现脑损伤甚至死亡，后果严重。

（2）对高血压脑病如何进行降压治疗？

一旦出现高血压脑病，需要尽快降压，但降压速度不能过快，第 1 小时降压幅度为原血压值的 25%。降压的同时，需要联合使用脱水治疗。

7. 恶性高血压

25 岁的小周自诉身体一直很好，最近 3 天感觉头痛，伴持续视物模糊，于是就诊于眼科门诊。眼底检查提示“视网膜可见点状出血及硬性渗出，黄斑水肿”，当时血压 190/140 mmHg，急做肾功能检查，提示“血清肌酐 880 μmol/L”，医生诊断为恶性高血压、肾功能衰竭，给予静脉降压、血液透析治疗。不久小周头痛的症状缓解，视物模糊好转。

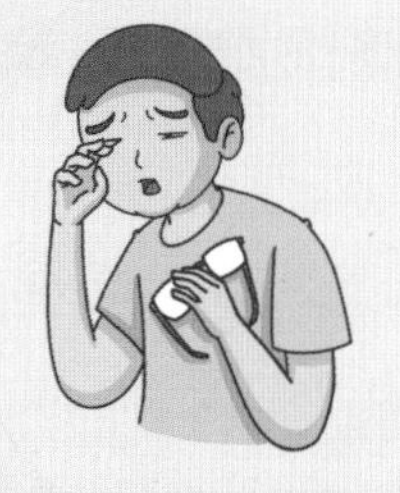

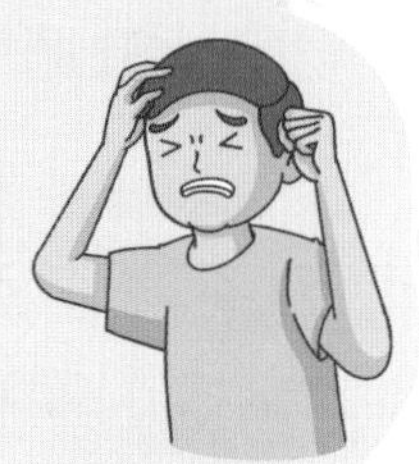

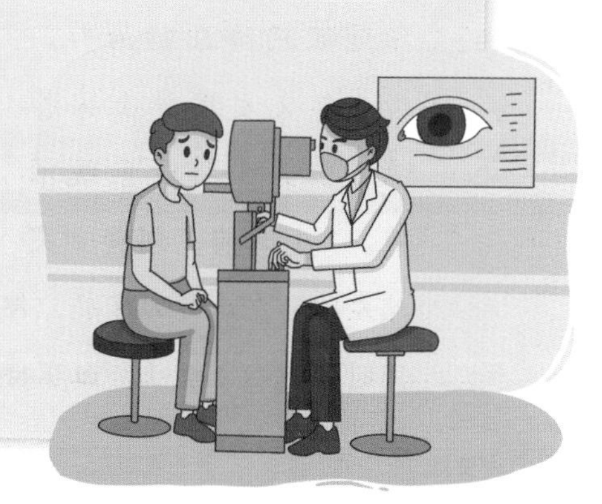

（1）什么是恶性高血压？

恶性高血压也称急进型高血压，临床较少见，但起病急，进展快，血压升高明显，舒张压常持续≥ 130 mmHg，并伴有头痛、视力模糊、眼底出血等不适症状，肾脏损害突出，如未及时诊治，可危及生命。

（2）如何治疗恶性高血压？

对于恶性高血压，治疗的关键是紧急降压，延缓病情进展。但由于此病常常存在急性肾功能衰竭等，所以降压速度不能过快。在降压的同时需要关注肾功能及眼底，必要时给予透析治疗。

8. 嗜铬细胞瘤危象

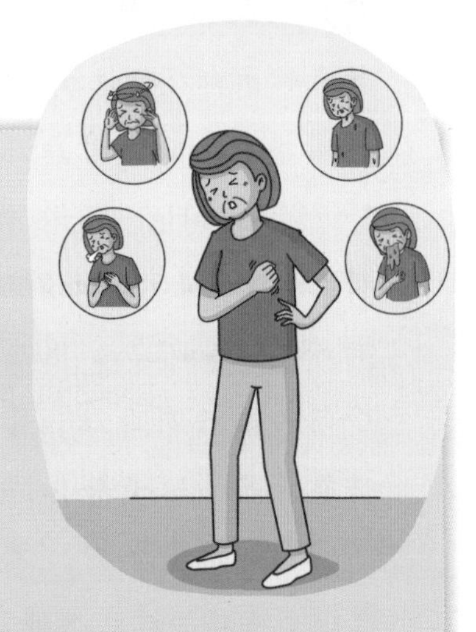

62 岁刘女士发现血压高 10 年了，最高达 190/110 mmHg，一直规律地服用降压药治疗。近 2 年又发现肾上腺腺瘤，但并未接受系统治疗。1 小时前，刘女士突然左胸和左后背部疼痛，伴头痛、心慌、胸闷、大汗，同时伴恶心、呕吐，血压持续升高至 200/130 mmHg，

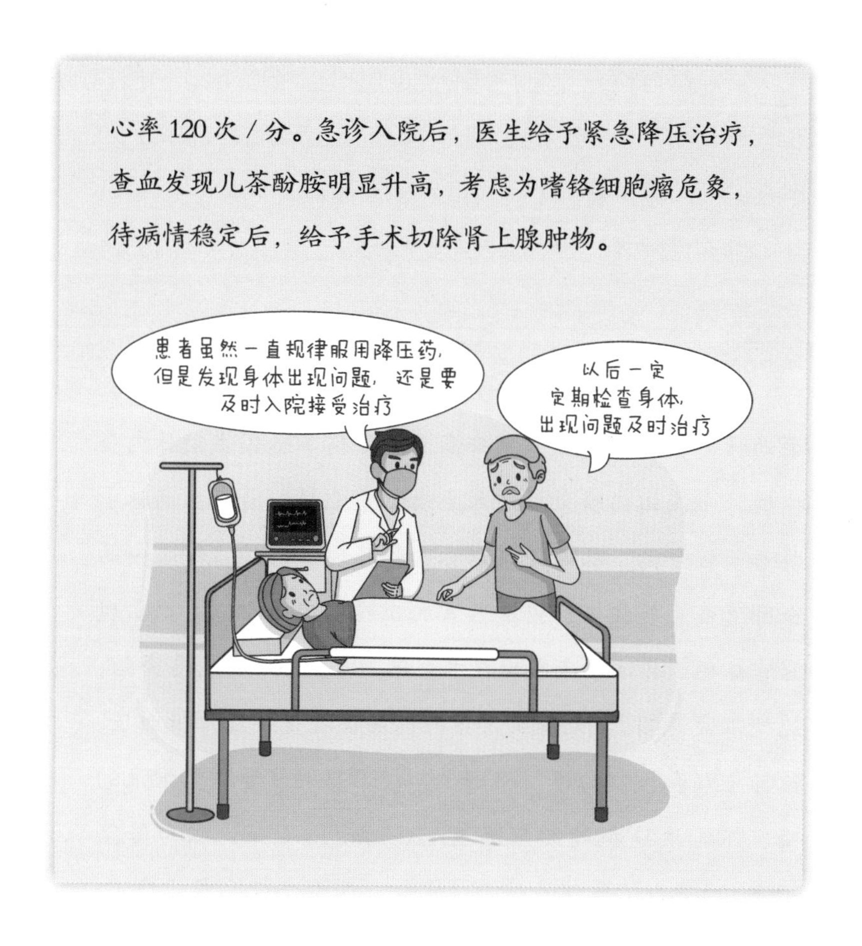

发生嗜铬细胞瘤危象，是因为肾上腺嗜铬细胞瘤瘤体在各种原因刺激下，如患者过度紧张、焦虑等，导致儿茶酚胺大量释放入血，激活交感神经系统，使血压急剧升高。患者短时间内出现心、脑、肾等脏器功能损伤，其中心脏是最常见的受累器官，表现为心律失常、急性冠脉综合征、心功能不全等，甚至危及生命。

紧急静脉降压是治疗嗜铬细胞瘤的重要措施，一般首选 α 受体阻滞剂。嗜铬细胞瘤患者的血压波动较大，降压时一定要进行严密监测，避免低血压的发生。

肿瘤切除术是最有效的根治策略。

Tips

高血压急症中还有一类凶险的病症——主动脉夹层。主动脉夹层是指血压急剧升高（或外伤）造成主动脉内膜撕裂，血液由内膜裂口进入主动脉壁中层，造成主动脉中层沿长轴分离，从而使主动脉管腔呈现真假腔，假腔内的血肿造成真腔狭窄，沿途器官的血液供应减少，甚至出现器官坏死。具体临床表现在本书第 104 至 106 页也有介绍，此处不做说明。主动脉夹层治疗的关键就是快速降低血压、镇静止痛和控制心率，原则上，在不影响重要脏器灌注的情况下，快速把收缩压降至 120 mmHg 以下，心率降至 50~60 次 / 分。待病情稍微稳定后，尽快进行手术治疗。

高血压急症是一系列与血压迅速升高相关的疾病，起病较急，进展迅速，若不及时治疗，严重威胁患者生命，需格外引起重视。

第二节
高血压，脑卒中的罪魁祸首

高血压最主要的危害是对多种靶器官造成的重要损害。其中，它与脑卒中的关系最为“亲密”，是脑卒中最常见、最重要的危险因素。

一、什么是脑卒中?

脑卒中是一种突然起病的脑血液循环障碍性疾病，由多种原因引起，比如脑内动脉狭窄、闭塞或破裂，从而造成急性脑血液循环障碍，又称为急性脑血管意外，或急性脑血管病，俗称“中风”。

脑卒中已成为造成过早死亡和疾病负担的首位原因，具有高发病率、高死亡率和高致残率的特点。分为缺血性脑卒中和出血性脑卒中两大类。缺血性脑卒中是最常见的中风类型，它主要是大脑缺血、缺氧造成的。其次就是出血性脑卒中，这种类型的脑卒中多由颅内血管破裂导致。这两种中风发作时的症状不同，都可以由高血压引发。

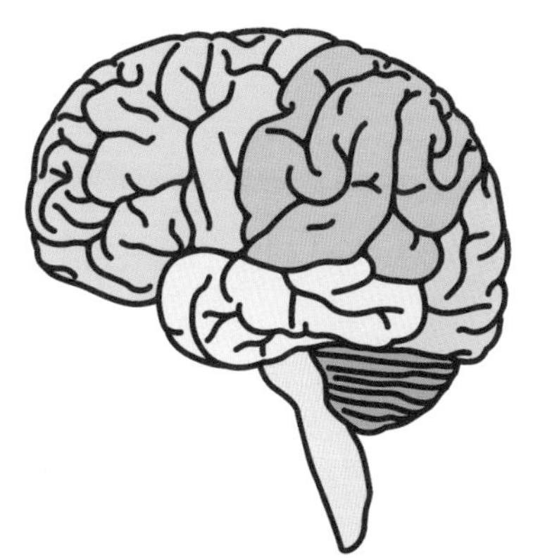

二、高血压与脑卒中的关系

1. 高血压是脑卒中的罪魁祸首

高血压是脑卒中最重要的危险因素，《中国脑卒中防治报告（2019）》中指出，在脑卒中幸存患者中，最为普遍的危险因素是高血压（63.0% ~84.2%）、吸烟（31.7% ~47.6%），其次是血脂异常和糖尿病。

2. 血压越高，脑卒中风险也就越高

研究表明，在控制其他危险因素后，收缩压每升高 10 mmHg，脑卒中的相对发病危险增加 49%；舒张压每升高 5 mmHg，脑卒中的相对发病危险增加 46%。

3. 血压波动越大，脑卒中风险越高

在部分脑卒中的患者中发现，他们在发病前通常血压波动较大，比如在突然情绪激动（如生气吵架时）、早晨寒冷的天气中锻炼身体、熬夜劳累等情况下，造成血压突然升高，进而发生脑卒中。

三、高血压患者出现脑卒中之前有什么预兆？

脑卒中一旦发生，后果往往比较严重，可导致机体活动

障碍、言语功能障碍，进而导致残疾；严重者甚至出现意识功能异常，导致死亡。那么，高血压患者出现脑卒中之前会有什么预兆吗？

1. 晨起头晕、头痛和恶心

部分高血压患者，血压会在清晨出现“晨峰现象”，称为“清晨高血压”，表现为晨起头晕、头痛和恶心。这一类高血压患者发生脑血管意外的概率较高。

2. 手脚麻木、失灵、无力

四肢麻木、无力、活动障碍是脑血管疾病的常见临床表现。四肢出现僵硬、不协调的现象，主要是脑部小血管出现充血或破裂，具体可表现为身体一侧或上肢或下肢突然无力、吃饭时拿不稳筷子，甚至会咬到舌头。

3. 嗜睡

高血压患者出现脑卒中之前，可能由于血管狭窄或痉挛，影响大脑供血，出现自身意识轻微障碍，表现为性格、脾气和行为的异常，甚至抑郁，有的还伴有嗜睡。

4. 舌根发硬、口齿不清

由于脑血管狭窄或痉挛，影响语言中枢区的供血，患者会出现舌根僵硬、口齿不清等症状，持续数分钟后可能会出现严重脑卒中症状。

5. 视物模糊

高血压可影响视神经及视觉区域的供血，早期可导致视力模糊。

6. 频繁打哈欠

研究表明，约 80% 脑梗死患者在发病前 5 ～ 10 天经常出现早上起床后睡不醒的感觉，频繁打哈欠，因此这一信号不容忽视。

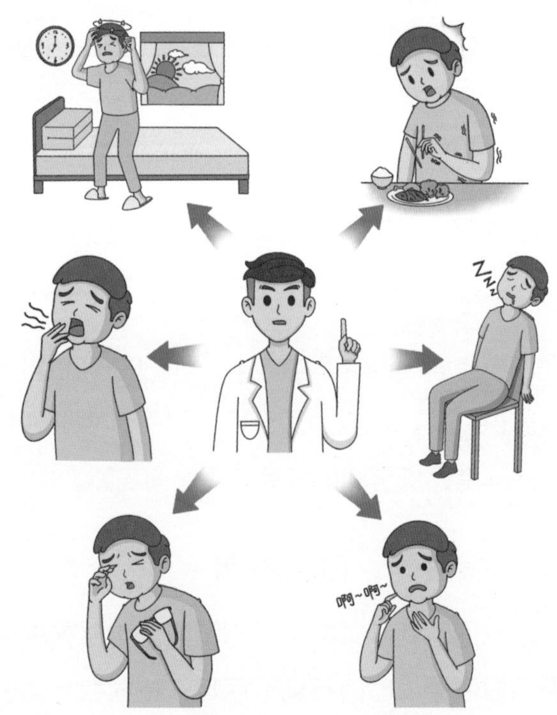

四、人人必备的脑卒中急救常识

脑卒中起病急，病情进展迅速，致死率、致残率较高。研究表明，脑卒中的黄金治疗时间在发病 3 小时之内，若及时救治，给予恰当的治疗，70% 的缺血性脑卒中患者不会留下残疾。若超过 3 小时未及时抢救，患者就会发生脑细胞的缺血、坏死，造成神经功能障碍，留下残疾，严重者甚至死亡。

早期识别脑卒中，并且采取相应措施、及时救治极为重要！

1. 及早识别

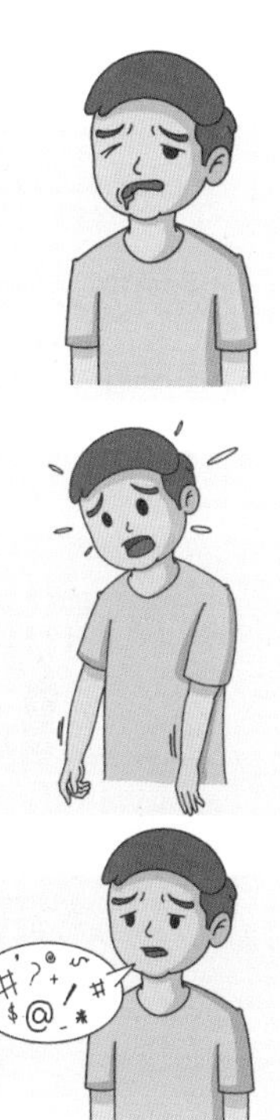

观察面部：有无半侧面部下垂、麻木、嘴歪、流口水等症状。

观察四肢：有无肢体握拳无力或手臂麻木，双手不能顺利举起或举起后缓慢下移。

观察说话：有无讲话含糊不清，不能回答简单问题。

观察意识：有无嗜睡，甚至意识障碍等情况。

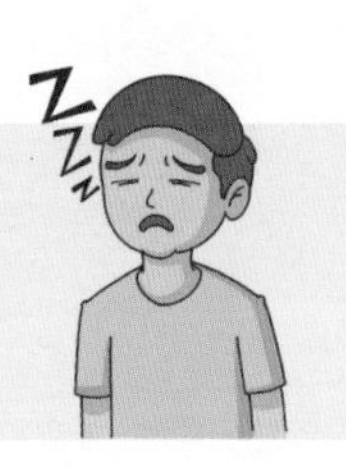

一旦出现上述症状，应紧急拨打 120。

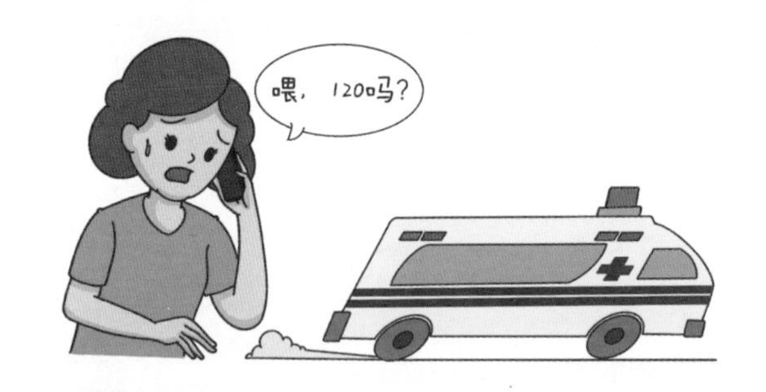

2. 紧急拨打 120，摆好体位

紧急拨打 120，并让患者处于平躺体位，将头偏向一侧。因为脑卒中患者容易出现恶心、呕吐现象，头偏向一侧，呕吐物容易流出来，避免误吸。

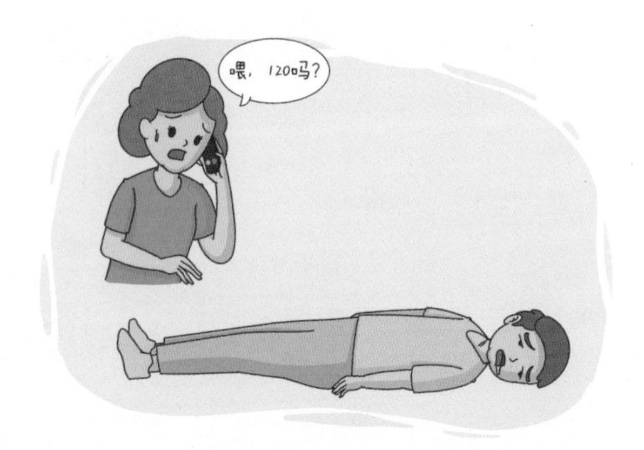

等待救护车期间，不乱喂药物（降压药、阿司匹林等）、食物、水，不能随意搬动患者。

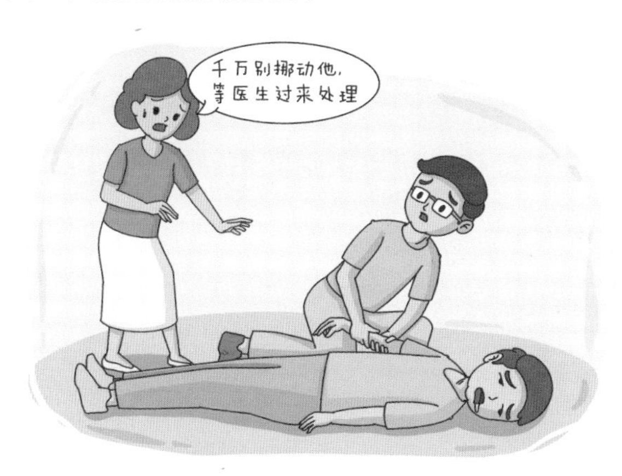

3. 进入卒中中心

时间就是生命。急性脑卒中一定要及时并在最短的时间内得到有效的治疗，患者的愈后才能更好。发病后，通过 120 将患者送到就近医院有卒中中心的急诊科或者是神经内科的急诊，一秒也不能耽误。

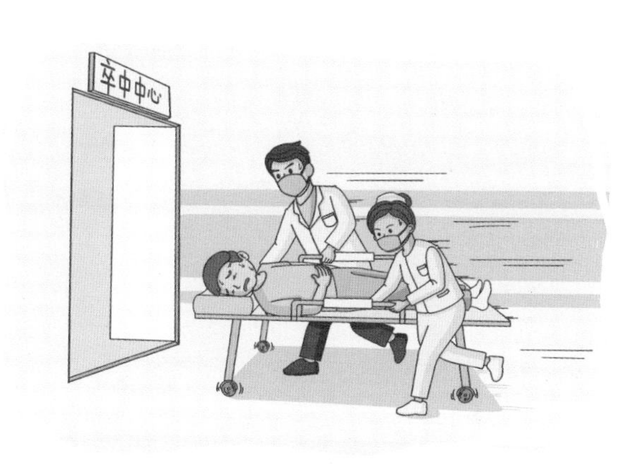

脑卒中是我国居民的“头号杀手”，高血压又是造成脑卒中的罪魁祸首。然而，痛心的是，我国高血压的控制达标率较低。所以平稳控制高血压，对预防脑卒中的发生及复发至关重要。时间就是一切，高血压患者及家属平时应警惕脑卒中症状，尽早识别救治。识别卒中早一秒，挽救大脑恢复好。